SPICA-SHOBAU'S LIBRALY OF ORIGINAL RESEARCH WORKS

自殺未遂患者に対する看護師の態度とその変容

救命救急センターの看護師を対象とした
質的・量的研究

瓜﨑 貴雄

大阪医科大学看護学部看護学科/大学院看護学研究科 講師

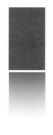

すぴか書房

Japanese Title :
 Jisatsu-Misui-Kanja ni taisuru Kangoshi no Taido to sono Henyo
 (The Attitude Adjustment Process of Nurses Caring for Suicide
 Attempters; Qualitative and Quantitative Studies for Nurses
 Working in Critical Care and Emergency Centers)

Author : Takao URIZAKI

1st ed. 2017
Spica-shobau Publishing Co.
Rainbow-plaza602, 2-6,Honcho, Wako-shi
Saitama, 351-0114, Japan

序論

Ⅰ. 本書の背景

　日本の自殺者数は、1997年に約2万4千件だったが、1998年には3万件を超え、以後高い水準で推移している。このような状況に対して、2006年に自殺対策基本法が施行され、自殺対策の基本理念と基本的施策が示された。基本理念は、1. 自殺は個人的問題のみならず、社会的問題であることを踏まえ、社会的な取り組みとして自殺対策を実施すること、2. 自殺の背景には多様な原因があることを踏まえ、精神保健的な観点のみならず、自殺の実態に即して自殺対策を実施すること、3. 自殺予防、自殺発生時の危機対応、自殺（自殺未遂）後の事後対応といった段階に応じた自殺対策を実施すること、4. 国、地方公共団体、医療機関、事業主、学校、民間団体などが相互連携のもとに自殺対策を実施すること、である。基本的施策は、1. 調査研究の推進等、2. 国民の理解の増進、3. 人材の確保等、4. 心の健康の保持に係る体制の整備、5. 医療提供体制の整備、6. 自殺発生回避のための体制の整備等、7. 自殺未遂者に対する支援、8. 自殺者の親族等に対する支援、9. 民間団体の活動に対する支援、である。また、2007年には自殺総合対策大綱が策定され、自殺対策基本法に示された9つの基本的施策に沿って、当面集中的に取り組む施策が策定され、2016年までに、2005年の自殺死亡率（人口10万対24.2）を20％以上減少させることが目標として設定された。その施策のなかには自殺未遂者対策が掲げられており、自殺未遂患者は救命救急センター（重症及び複数の診療科領域にわたるすべての重篤な患者を24時間体制で受け入れる施設）をはじめとした救急医療施設に搬送されることが多いため、救急医療施設における精神科医による診療体制等の充実が課題と

救命救急センターの自殺企図症例の全収容者に対する割合は1〜15%（平均2.7%）と施設により様々である（岸・黒澤, 2000）。平均をみると決して大きい数字とは言えないが、救急病院での治療は救命としての意味だけでなく、再企図の予防としての精神療法的・危機介入的意味合いが大きく（保坂, 1995）、自殺未遂の事後に治療者が直接に対応できる危機介入の第一歩の場、事後対策の方向づけを左右する重要な場であり、患者に対して支援体制や環境を提供するための貴重な機会でもある（伊藤, 2006）。そのような観点から、看護師を含む多職種による救命救急センターを拠点とした自殺予防活動が展開されている（河西ら, 2008）。救命救急センターでの看護師の自殺未遂患者への関わりは自殺予防において重要であると言える。
　2009年に日本臨床救急医学会が発行した自殺未遂者への対応の手引きには、看護師の対応としてTALKの原則が示されている。

■ TALKの原則
　Tell　　誠実な態度で、はっきり言葉に出して心配していることを伝える
　Ask　　希死念慮の有無について率直に尋ねる
　Listen　相手の訴えを傾聴し、絶望的な気持ちを受けとめる
　Keep-safe　相談機関を紹介するなどして安全を確保する

　しかし、救急医療の現場における自殺未遂患者への看護には困難が伴う。例えば、救命救急センターの看護師にはどのような事態にも対応できるような精神的準備が必要とされ（福山, 2002）、強い緊張状態にあることや、三次救急医療に従事する看護師の約6割が精神健康度の低い状態であった（真木ら, 2007）ことが報告されている。こうした現状では、自殺未遂患者と関わるためのゆとりをもつことはむずかしいであろう。また、外傷などの身体的な健康問題と異なり、こころの回復の過程や悪化の徴候が観察しにくいために関わりの評価が困難なことや、患者に自殺未遂を繰り返されることで看護の達成感を得られにくく、看護師は無力感を抱いてしまうことも考えられる。
　救急の現場で看護師などの医療従事者は自らの生命観、人生観、倫理観によって患者を批判しがちで、それが再企図へ導く結果になること（堤・福山,

1995) や、自殺未遂患者に対する医療従事者のネガティブな態度が治療に悪影響を及ぼすこと（岸・黒澤, 2001）が指摘されている。救命救急センターの使命は生命を守ることにあるので、自らの手で生命を絶とうとした自殺という行為は、その使命に抗うものとみなされる。このような認識は自殺未遂患者への関わりをより困難にさせるであろう。

　実際、自殺未遂患者を看護する際に看護師の中に葛藤が生じることが指摘されている（福田ら, 2006）。さらに、生命の危機的状態を脱し、身体的な健康状態が安定すれば、転院となるケースがほとんどであり、じっくり時間をかけて患者と関わることがむずかしいことや、精神科医や臨床心理士が常駐していない救急医療施設も多いため、その場合は看護師が自殺未遂患者への関わりに困難を感じても、他の専門職に相談することができないといったことも考えられる。救急看護領域の看護師は、このような困難を抱えながら、自殺未遂患者と関わっているのである。

II. 研究の主題に対して関心を抱く契機となった事例について

　前節では、救命救急センターをはじめとした救急医療の現場における看護師の関わりは自殺予防の観点から重要である一方で、関わりには様々な困難が伴うことを述べた。ここでは、筆者が本研究の主題に対して関心を抱き、問題（研究疑問）として考える契機となった事例について述べる。

　この事例は、筆者が看護師としてA救命救急センターに入職して3年を経過した頃の臨床経験に基づくものである。なお、個人の特定を避けるために具体的事実について若干の修正と改変を行なっている。

1. 職場の概要

　私は2001年4月〜2005年3月に、A救命救急センターの集中治療室、初療室で、看護師として勤務していた。一般的に救命救急センターは、独立型（内科や外科などといった他の診療科がなく、救命救急センターのみを有する施設）と併設型（救命救急センターに加えて、内科や外科などといった他の診療科を有する施設）に分類されるが、A救命救急センターは独立型の救

命救急センターであった。病床数は43床で、内訳は集中治療室（呼吸・循環・意識の状態が不安定で生命の危機的状況にある患者を収容する病棟）8床、救急病棟（集中治療を経て、呼吸・循環・意識の状態が落ち着いた患者を収容する病棟）35床である。それに初療室（搬送された患者に対して最初に治療を行う部屋）2室、手術室2室が併設されていた。集中治療室の一部の看護師が手術室を兼任、集中治療室と救急病棟の看護師が初療室を兼任していた。看護師の総数は約60名であり、勤務体制は三交替であった。私の所属する集中治療室の場合、日勤では看護師1名が患者1名を、準夜勤・深夜勤では看護師1名が患者2名を受け持っていた。

2. 事例の概要

40代の女性。診断名：急性薬物中毒

既往歴：うつ病のため、30代から三環系抗うつ薬を服用している。

家族構成：一人暮らし。両親は他界、同胞なし。

現病歴：X年Y−1月から、不眠、倦怠感があり、会社を休みがちとなった。Y月Z日、患者が無断欠勤したため同僚が患者宅を訪ねると、部屋の中で意識を失い倒れている患者を発見し、傍らから大量の空の薬包が見つかったため、救急車を要請した。

初療室での経過：来院時、意識レベルはGCS（Glasgow Coma Scale）計8点（E2 V2 M4：痛み刺激で開眼し、理解しえない言葉があり、痛みに対して逃避する動作がみられる状態）。自発呼吸はある（30回前後／分）が微弱、リザーバーマスク（高濃度の酸素の吸入が必要な場合に使用する空気を貯めることのできるリザーバーバックが付属した酸素マスク）O_2 10L/分でSpO_2（動脈血酸素飽和度）99%であったが、血液ガスでCO_2の蓄積を認めたため、直ちに気管挿管し、人工呼吸管理を開始した。収縮期血圧90〜100／拡張期血圧60〜70 mmHg台、脈拍100〜110回/分台で、心室性期外収縮が散発していた。体温は35℃代前半であったため、保温に努めた。尿検査の結果、三環系抗うつ薬による急性薬物中毒と診断された。末梢ルートと尿道カテーテルを挿入し、輸液を開始して強制利尿を図った。胃チューブを挿入し、胃洗浄を行なった結果、薬片をわずかに認めた。胃チューブから活性炭と下剤を注入した。全身管理目的で

II. 研究の主題に対して関心を抱く契機となった事例について

集中治療室に入室となった。

入院期間：X 年 Y 月 Z 日〜Z＋4 日（5 日間）

3. 経過と看護介入の実際

　患者の意識レベルが改善するまでの第 1〜2 病日は、患者への身体的な看護が主体となった。具体的には、未吸収毒物の吸収阻止と既吸収毒物の排泄促進のための薬剤の投与、三環系抗うつ薬の中毒症状の観察（意識障害、痙攣、低血圧、不整脈など）、合併症の予防（呼吸器合併症、皮膚障害など）である。患者は中毒症状の悪化、合併症をきたすことなく経過し、意識レベルが徐々に改善したため、人工呼吸器の離脱 weaning を進めた。筆者は、患者の意識が清明になり気管チューブを抜去できれば会話が可能になるので、自殺企図の経緯、希死念慮などを確認しようと考えていた。

　第 3 病日、気管チューブを抜去後、患者は声を荒げて「なぜ助けたの。死にたかったのに」と、救命したことを非難した。これに対して私は戸惑い、どう言葉を返してよいかわからず、絶句した。患者は自分から命を絶とうとしたのであり、救命した医療者の行為はそれを妨害したことになるので、患者の言い分はわからないわけではない。しかし、これまで懸命に看護してきた私がなぜ非難されなければならないのか。私の中に、理不尽な思いとともに患者に対する憤りが生じた。そして、患者には現在も希死念慮があり、再企図の可能性が高いと推測されたため、ベッドサイドにハサミなどの危険物を置かないように留意した。また、末梢ルートを残して、胃チューブ、尿道カテーテルが抜去となり可動域が拡大したため、患者が自らを傷つける危険な行動に及ばないように、患者を注意深く観察するように努めた。

　このように、環境整備や危険行為の予防に配慮しながらも、私に対して声を荒げた患者に対する否定的な感情は消えず、私の心理状態は、看護師として患者に肯定的な関心を向けてケアしなければならないという思いとの間で、複雑に揺れた。

　第 4 病日、患者は私に対して相変わらずそっけない態度をとっていた。私は検温など業務上必要な関わりの際は訪床したが、それ以上に足を運ぶことはなかった。それゆえ、自殺企図に至った背景や現在の希死念慮を確認したり、それらを受けとめたりすることができなかった。

第5病日、患者は精神科病院に転院した。

4. 研究疑問

　事例では、看護師である筆者は自身の複雑な心理状態に適切に対処できず、結果として患者に肯定的な関心を向けることができなかった。救命救急センターに入職した当時は、どんな患者に対しても、否定的な感情を抱くことなく、おしなべて平等に関わることができていた。自殺未遂といった特定の受傷転機をもつ患者に対する関わりにおいても、むずかしさを感じなかった。しかし、この事例にみるように、その時の私は自殺未遂患者に対して否定的な感情を抱き、積極的に関われなくなっていたのである。

　このことは私の個人的な問題なのか、それとも多くの看護師が経験することなのか。自殺未遂患者に対する態度は変わる（変えられる）のか。変わるとしたら、その変容過程はどのようなものか。また、看護師の自殺未遂患者に対する態度はどんな事柄と関連しているのであろうか。

III. 文献検討

　以上、自らの臨床経験の中で生じた研究疑問について記した。ここでは、筆者が抱いた研究疑問について、これまでに得られた知見を整理するために文献検討を行なう。救急（emergency）、看護師（nurse）、自殺（suicide）、自殺未遂（suicide attempt）、態度（attitude）をキーワードとし、医中誌 Web と PubMed を用いて文献検索を行なった。検索対象期間は 1990 ～ 2010 年の 21 年間とした。

　検索の結果、救急部門で勤務する看護師の自殺未遂患者に対する態度に関連した 7 つの文献が見つかった。

1. 看護師の自殺未遂患者に対する態度と態度に関連する要因について

　Schnyder ら（1999）は、30 の事例を対象に、患者の自殺企図の理由と自殺未遂直前の感情に関して、患者、医師、看護師の認識を比較した。測定用具は、自殺企図の理由を問う 14 の項目（つらかった、助けを求めた、謝罪

のためなど）と自殺未遂直前の感情を問う8項目（怒り、不安／パニック、罪責感など）の質問紙であった。患者は診察の後すぐ（治療についての議論がなされる前）に質問紙に回答し、その間に医師と看護師も別々に同様の質問紙に回答した。その結果、患者と医師・看護師との間で、認識に以下の2点で相違があることが明らかになった。

① 自殺企図の理由

　　"つらい気持ち"の軽減や"耐えられない状況"からの脱出は、患者・医師・看護師に共通していたが、"コントロールの喪失"は、医師・看護師よりも患者が有意に選択した。

② 自殺未遂直前の感情

　　医師と看護師が"落胆""無力／絶望"を有意に選択したのに対し、患者は"不安／パニック""空虚"を有意に選択した。

この研究結果は、看護師が自殺未遂患者の気持ちや考えを十分に汲み取れていない現状があるということを表わしていると考えられる。

福田ら（2006）は、救命救急センターで勤務する1施設68名の看護師を対象として、自殺未遂患者に対する看護師の認識や態度について調査した。態度の測定には、文献検討を基に、①自殺のとらえ方、②自殺企図患者を救命するジレンマ、③自殺企図患者との関わりで生じてくる気持ち、④自殺企図患者への関わりの認識、⑤自殺企図患者の看護から得られるものの5側面から作成した36項目の質問紙を用いている。その結果、以下のことが明らかとなった。

① 自殺のとらえ方については、8割以上の看護師が「窮地に置かれれば誰でも自殺企図を考える」「患者は死にたい気持ちと助かりたい気持ちで揺れている」など、自殺未遂者に対する理解を示していた。

② 自殺企図患者を救命するジレンマについては、5割以上の看護師が「死にたいと思っている人を救命することにジレンマを感じる」など、自殺企図患者を救命する葛藤を抱えていた。

③ 自殺企図患者との関わりで生じてくる気持ちについては、約7割の看護師が「自分の対応が患者を傷つけたり興奮させてしまうのではないか」「受け持っている時に再企図したらどうしよう」と不安を抱えていた。4

割以上の看護師が「患者と関わるとイライラしたり嫌な気分になる」「自殺企図患者を担当するのはストレスである」とネガティブな感情を抱いていた。

④　自殺企図患者への関わりの認識については、9割以上の看護師が「自殺企図患者の看護について自分の知識や技術の不足を感じる」「再企図のサインに気づくのは難しい」と、自殺未遂患者に対する看護の知識や技術不足を感じていた。5割程度の看護師が「積極的に話を聴き、思いを受け止めるようにしている」「支持的・共感的に関わるようにしている」と回答した。

⑤　自殺企図患者の看護から得られるものについては、「自殺企図患者の看護にやりがいを感じる」と回答した看護師は1割程度であった。また、自殺企図患者の看護についての学習経験と自殺未遂患者に対する態度には関連があり、学習経験のある者の方が患者に対してより肯定的な態度を保っていた。具体的には、「自殺企図患者への看護について自分の知識や技術の不足を感じる」「自殺企図患者の看護には苦手意識がある」「どう働きかけてよいかわからないので当たり障りないよう関わる」などに対して否定的な回答が多かった。

Sunら(2007)は、救急部門で勤務する7施設155名の看護師を対象として、自殺未遂患者に対する態度を調査した。態度の測定にはSOQ (Suicide Opinion Questionnaire)と文献検討によって作成した22項目の質問紙を用いている。得られた結果は以下のようであった。

①　受けてきた看護教育のレベルが高い看護師は、それが低い看護師と比較して、自殺未遂患者に対してより肯定的な態度をもつ。

②　信仰する宗教がない看護師は、それがある看護師と比較して、自殺未遂患者に対してより肯定的な態度をもつ。

③　これまで関わった自殺未遂患者数が10名以下の看護師は、それが11名以上の看護師と比較して、自殺未遂患者に対してより肯定的な態度をもつ。

福田らおよびSunらの結果は、看護師の自殺未遂患者に対する態度と、看護師の個人的な経験（教育、宗教、看護経験）との関連を示唆するものであ

る。一方、これらの研究とは異なり、看護師の自殺未遂患者に対する態度と看護師の経験年数や年齢には関連がないとする報告もある。

　Anderson（1997）は、救急部門で勤務する1施設40名の看護師を対象として、自殺行動に対する態度を調査した。態度の測定はSOQ（Suicide Opinion Questionnaire）と文献検討にもとづいて作成した16項目の質問紙によって行なわれた。研究者は、この16項目を①受容性、②倫理性と精神疾患、③専門職の役割、仕事、ケア、④コミュニケーションと注意の4つに分類している。この調査結果では、経験年数の長短、年齢の高低で分けたグループの間で態度の相違は認められなかった。

　文献検討の結果、看護師の自殺未遂患者に対する態度と看護師の個人的な経験との関連の有無については、さまざまな見解が示されていることがわかった。

2. 看護師の自殺未遂患者に対する態度変容に影響する要因について

　Suokasら（2009）は、救急部門で勤務する1施設100名の看護師を対象として、自殺未遂患者に対する態度を、精神科医へのコンサルテーションサービスの設立前後で調査した。態度の測定にはUSP（Understanding Suicidal Patients）Scaleを使用している。その結果は、精神科医へのコンサルテーションサービスが始まった後も自殺未遂患者に対する理解の程度や関わりの自発性が増してはいないというものであった。他職種への相談体制を整備するだけでは、看護師の態度の変容には至らないということなのであろう。

　May（2001）は、救急部門で働くスタッフ（看護師、医師、牧師）を対象にして教育的な介入を行ない、自殺企図患者に対する態度が変容するか否かを検討した。教育的な介入は、週1回、3つの掲示板を使って行なわれた。その結果、介入後に、自殺についての受容性、専門職の役割・仕事・援助、コミュニケーションに関する態度は変化しなかったが、自殺行動の倫理性と自殺企図に対する見方（自殺企図者は臆病である、精神疾患に罹患している、他者の共感を得ようとしているなど）が肯定的な態度へと変化した。この研究結果は、教育的な介入が、部分的ではあるものの、態度変容に効果があるということを示している。

以上は、看護師の態度変容のためには、環境を整備するだけでなく、看護師の内面にはたらきかける方策が重要であり、看護師に対する教育的な介入の方法について検討する必要があることを示唆していよう。救急部門で働く看護師自身も自殺企図患者の看護に関する教育的なニードをもっており、それらは、自殺と自殺企図に関する知識、自殺のリスクアセスメント、自殺企図に対する介入方法、自殺が生じた後の介入（ポストベンション）の4つにまとめられると述べた研究（Keoghら，2007）もある。

3. 文献検討を踏まえた研究疑問の検討

　筆者の研究疑問は、
① 自殺未遂患者に否定的な感情をもち、積極的に関われなくなったことは個人的な問題なのか否か
② 看護師の自殺未遂患者に対する態度が変容するとしたら、その過程の詳細はどのようなものであるのか
③ 看護師の自殺未遂患者に対する態度はどんな事柄と関連しているのだろうか

であった。これらと文献検討で得た知見とを照合してみる。
　まず①について、自殺未遂患者に対して否定的な態度をもち、関わりにくくなったという出来事は、筆者以外の看護師にも生じている（Sunら，2007、福田ら，2006）。しかし、自殺未遂患者に対する看護師の態度に焦点を当てて詳細な検討を行なった研究は、福田らのみであった。現状をより一層明らかにするために研究対象施設数や対象者数を増やした実態調査研究が必要であると思われた。
　②については、Sunらが自殺未遂患者と関わる経験が増えることと、看護師の否定的態度との関連を報告しているが、看護師の自殺未遂患者に対する態度が肯定的態度から否定的態度へといかに変容していくのかについては研究されていない。態度変容の過程を明らかにしていく必要があると考えられた。
　ところで、福田らの研究では、9割以上の看護師が「自殺企図患者の看護について自分の知識や技術の不足を感じる」「再企図のサインに気づくのは

難しい」と自殺未遂患者に対する看護の知識や技術不足を感じていた。また、Mayの研究では、教育的介入によって部分的ではあるが看護師の態度が肯定的へと変化したことが示されている。しかし、仮に自殺未遂患者への看護に関する知識や技術が十分にあったとしても、看護師が患者に肯定的関心を示すことができなければ、その知識や技術を看護に生かすことはできないであろう。それをふまえれば、自殺未遂患者に対する看護についての知識や技術を高めていく方策を検討することよりも先に、看護師の自殺未遂患者に対する態度に焦点を当て、どうすれば看護師が自殺未遂患者に肯定的な関心を示せるかについて検討することを優先すべきであると考える。

③については、看護師の自殺未遂患者に対する態度には、看護師の教育経験、宗教の有無、看護経験といった個人的な経験が関連しているとする研究がある一方で、関連がないとする研究もあり、見解は一定していない。先行研究はいずれも、研究対象施設数や対象者数が十分でないという課題があるため、これらを増やして、看護師の自殺未遂患者に対する態度と個人的な背景との関連について再度検討する必要があると思われた。

また、これまでの文献では、個人的な経験以外の他の心理的特性と、自殺未遂患者に対する態度との関連については十分に検討されていないことがわかった。例えば、自殺未遂患者に関わる看護師の、人に寄り添う元々の能力や精神状態は、自殺未遂患者に対する態度に影響を与えていると考えられるが、それについては検討されていなかった。看護師が自殺未遂患者と関わる際には、生育歴、既往歴、自殺企図に至る経緯などからの客観的な理解にとどまらず、患者が体験したことを、あたかも自分のことであるかのように理解していくといった共感的理解が必要とされる。自殺未遂患者の対人的な安全感が増すことによって、治療促進的な環境が形成されると考えられるからである。この共感的理解の程度と自殺未遂患者に対する態度との関連を知りたい。

共感的理解のためには、看護師に精神的なゆとりが必要であるが、救命救急センターの看護師は精神的に疲弊している（真木ら，2007）。看護師の精神健康度は自殺未遂患者に対する態度にも影響していると考える。自殺企図患者と関わる看護師は、死にたい人と思っている人を救命することに葛藤を抱えていたり、不安になったり、イライラしたりするなどの困難を抱えてい

る。それに対して、どのような心理的支援が求められるのであろうか。看護師の共感性や精神健康度といった心理的特性と自殺未遂患者に対する態度との関連を検討することによって、そのヒントが得られるのではないかと考える。

以上、筆者の研究疑問と従来の知見とを照合しながら検討してきた結果、筆者の抱いた研究疑問はこれまで十分明らかにされておらず、自殺未遂患者に対してよりよい看護をしていく上で探求する意義のある事柄であると考えられた。

4．研究に先立つ検討課題

救急医療の現場における自殺未遂患者に対する看護師の態度を研究テーマに定めた。研究計画の具体的な立案に移る前に、まず押さえておかなければならないこととして、用語の定義に関することと、態度の測定用具に関することについて述べる。

1）用語の定義に関すること

●自殺未遂

先行研究では、研究者が自殺や自殺未遂をどのようにとらえているのか不明なものが多い。救急医療の場という特殊環境の中で患者の「行動化」の背景を明確にとらえることは困難である（伊藤, 2006）にしても、研究においては、用語の定義は明確でなければならない。そうでないと、面接調査や質問紙調査において、研究協力者が自殺や自殺未遂を様々に解釈して反応することが危惧される。

自殺企図あるいは自殺未遂（Attempted suicide）は、自殺の意志が薄弱か、漠然としていたか、あるいは両価的であったために、死には至らなかった自殺行為である（Evans & Farberow, 2003）とされている。

稲村（1977）は、自殺未遂を自殺頓挫型、賭け型、ためらい型、ジェスチュア型に分類している。自殺頓挫型は自殺意図は明確であり、手段も致死度の高いものであるが、発見されるなどの偶然のことから助かったものを指す。賭け型は意図はある程度はっきりしているが、死ぬべきか否かの判断が明確ではなく、自らの運命を企図の結果に託すものである。すなわち、死んでし

まえばそれでもいいし、助かってしまえば生きていこうというわけである。これに対して、ためらい型は意図も両価的、手段も両価的で、いつまでもどっちつかずの態度のまま企図し、未遂に終わるものである。ジェスチュア型は明確な自殺意図はなく、手段も致死度の低いもので、むしろ自らの行為を周囲への働きかけの方策とするものである。

自殺未遂と類似の概念である**自傷行為**については、自らの手で故意に行なわれ、致死的でなく、社会的に容認されない性質をもつ身体を害する行為、あるいは身体を醜くする行為と定義されている（Walsh & Rosen, 1988）。Simeon & Favazza（2001）は、自殺の意図なしに自ら故意かつ直接的に自分自身の身体に対して損傷を加えることと定義し、間接的損傷（アルコール過飲による肝障害やヘビースモーキングによる呼吸器障害など）は除外し、直接的損傷（皮膚を切る、尖ったもので突き刺す、鋭利なものを食べるなど）に限定している。

概観すると、自殺未遂と自傷行為は、自らを害するという点で共通の性質をもっているが、行為の意図、身体損傷の程度、反復性、自分を傷つける方法という4つの次元で吟味され概念的に区別されている。この4つの次元と諸家の見解を照合すると、Evans & Farberow、稲村、Simeon & Favazza が行為の意図について言及している。稲村のジェスチュア型は例外だが、自殺未遂には程度は様々であっても死の希求が行為の意図として存在し、自傷行為にはそれが存在しないということが、これら2つの概念を分ける要点になると考えられる。この点を踏まえた定義が必要である。

本研究では、行為の意図を強調して、自殺未遂を「**自殺とはどういう行為かを知っている者が、自らの意思で死を求め、自らの命を絶とうとしたが遂行できなかったこと**」と定義する。

●看護師の自殺未遂患者に対する態度

先行研究では、看護師の自殺未遂患者に対する態度についても明確な定義がなされていない。看護師の自殺未遂患者に対する態度を定義するために、まずは態度について検討していく。

認知心理学事典には態度についての3つのアプローチが示されている（Manstead, 1990）。1つ目は身体の向きに重点を置く見方であり、この立場

では、態度を心理的あるいは内化された「行為への準備状態（readiness）」あるいは「反応しようとする傾向性（predisposition to respond）」として取り扱う。2つ目は態度のもつ感情的な側面を強調する概念化である。例えば、Petty & Cacioppo（1981）は、社会心理学者の間では、態度という術語は、ある人や物や議題に関する一般的で恒久的な正または負の感情を表わすために使われるべきであるということで広く合意されていると述べている。3つ目は態度の認知的な基礎を重視するものである。これら3つのアプローチは、態度の行動的、感情的、認知的な側面のそれぞれを強調したものである。

　一方で、行動的、感情的、認知的な側面を態度の構成要素ととらえ、態度をそれらすべてを含む概念ととらえる、とする考え方もある。態度は概して、対象の特定された水準に対する特有の反応傾向として定義され、態度の指標として一般に使用される3つの主要なカテゴリーは、認知、感情、行動であるとするRosenberg & Hovland（1960）や、人は成長するにつれて社会の様々な対象に関する認知、感情、行動傾向が、態度とよばれる恒久的なシステムの中に体系化されるようになるとするKrechら（1962）などである（新版心理学事典，「態度」の解説；田中国夫, 1981による）。猪股（1982）は、態度には情態（affect）的成分、認知（cognition）的成分、行動（behavior）的成分が寄与していて、これら3成分は別個に考えられるが相互連関性を保っており、3成分が一貫して均衡のとれた仕方で体制化される傾向があることを説いている。

　このように態度が3つの要素から構成されるとする見方は、Breckler（1984）によっても支持されている。彼は、大学生を対象として、蛇に対する態度を認知的、感情的、行動的な要素を測る手段を用いて測定し、認知的、感情的、行動的な要素を含む態度の三要因モデルの方が、一要因モデルよりも有意によく適合することを明らかにしている。よって、認知的、感情的、行動的な要素から構成されるものとして態度をとらえることが望ましいと考える。

　本研究では、看護師の自殺未遂患者に対する態度を「**自殺未遂患者に関する積極的あるいは消極的な評価、情緒的感情および賛否の行動傾向といった看護師の心的構え**」と定義する。なお、この定義は、先有傾向と評価（感情）の両側面を強調するKrechらの「態度とは社会的な対象に関する積極的あ

るいは消極的な評価、情緒的感情および賛否の行動傾向の持続的体系である」という定義（田中の解説，1981）を参考にしたものである。

2) 自殺未遂患者に対する態度の測定用具に関すること

　我が国において、看護師の自殺未遂患者に対する態度に関する測定用具を用いた研究は、福田ら（2006）の1件のみであった。福田らが作成した36の質問項目から成る質問紙は文献検討をもとに、①自殺のとらえ方、②自殺企図患者を救命するジレンマ、③自殺企図患者との関わりで生じてくる気持ち、④自殺企図患者への関わりの認識、⑤自殺企図患者の看護から得られるもの、の5つの側面から作成され、救急看護に精通した看護師（救急看護認定看護師）などによる表面的妥当性の検討、Cronbachのα係数による内的整合性の検討がなされている。しかし、質問紙作成のもとになった文献には救命救急センターで勤務する看護師を調査対象とした研究が少ないため、質問項目が救命救急センターで勤務する看護師の態度を十分に反映しているとは言いがたい。また、質問項目が研究者の仮定した5つの側面に分類されるか否かについても、因子分析を用いるなどして検討する必要がある。

　国外では、例えば、Suokas & Lönnqvist（1989）が、ICU（intensive care unit；集中治療室）や救急病棟と比較して、初療室（救急外来）の看護師は患者に対する共感性が低く、ケアに対する抵抗感が大きかったことを報告している。彼らは質問紙調査を行なっているが、質問紙の質問項目選定の経緯が文献の中で示されていないという問題がある。また、前述したSunら（2007）やAnderson（1997）が質問項目を検討する際に参考にしたSOQ（Suicide Opinion Questionnaire）（Dominoら，1982）は15因子100項目で構成されるが、項目数が多く各因子に重複する項目がみられるため、結果の解釈にむずかしさを有している。また、どちらの研究もSOQに文献検討から質問項目を追加しており、例えば大学教員、臨床心理士、看護師といった専門家による内容的妥当性の検討がなされている。しかしながら、これらの研究では因子分析が行なわれていないため、研究者が仮定した因子構造を示すか否かの検討が十分になされていないという点で課題が残る。その他、看護師の自殺未遂患者に対する態度を測定する尺度としては、USP（Understanding Suicidal Patients）Scale（Samuelssonら，1997）や、SBAQ（Suicide Behavior

Attitude Questionnaire)（Botega ら, 2005）がある。前述した Suokas ら（2009）が用いた USP Scale は、肯定的・否定的態度を表す 11 項目から構成される質問紙である。USP Scale を構成する 11 項目は、Suokas & Lönnqvist が用いた質問項目の中から選定されたものであるため、内容的妥当性を有すると考えられる。しかし、USP Scale と自殺未遂患者に対する態度を測定する他の尺度との相関の度合（基準関連妥当性）が検討されていなかったり、因子分析が行なわれていなかったりと、妥当性の検討について課題がある。また、SBAQ は 21 項目（内訳は、「患者に対する感情」「専門職の能力」「自殺の権利」の 3 因子 16 項目と、下位尺度に含まれなかった 5 項目）から成るが、下位尺度の内的整合性が低く（「自殺の権利」：Cronbach の α 係数 =.5）、また、USP Scale と同様に、基準関連妥当性の検討がなされていない。

　このように、先行研究で用いられた自殺未遂患者に対する看護師の態度を測定する用具は、いずれも何らかの問題を有している。また、そもそも国外の尺度は社会的・文化的背景の異なる我が国の看護師にそのまま適用できるとは限らない。唯一、我が国で行なわれた研究で用いられた福田らの質問紙の 36 の質問項目をみてみると、自殺未遂患者への理解、共感的姿勢、看護のやりがいといったポジティブな表現で問うているのは 8 つほどであり、残りの 28 は、看護する際のジレンマ、回避的な姿勢、ケアへの不安といったネガティブな表現となっている。研究者の問題意識が看護師の自殺未遂患者に対するネガティブな態度であったためと考えられる。しかし、態度には肯定的な側面もあり、否定的な側面と同様に扱う必要があると考える。したがって、自殺未遂患者に対する態度の測定用具を開発する際には、態度の肯定的な側面と否定的な側面の両方を考慮すること、さらには、実際に救急の現場で働く看護師の生の声を参考にして項目を検討する必要があろう。本研究では、このような点を考慮した簡便で信頼性と妥当性の高い測定用具の開発も射程に入れる。

IV. 研究目的と本書の構成

　以上より、研究目的を三次救急医療に従事する看護師の自殺未遂患者に対する態度について検討することに定めた。具体的には、

① 態度の構成要素と傾向を明らかにする
② 態度と看護経験、精神健康度、共感性との関連を明らかにする
③ 看護経験を積むことで態度がいかに変化するかという態度変容の過程について検討する

ことを目的とする。さらに、これらの研究結果をふまえて、自殺未遂患者と関わる看護師への心理的支援について検討することにしたい。

本書はその結果をまとめたものである。章立ては研究過程をなぞっている。第1章では、質的研究手法を用いて、看護師の自殺未遂患者に対する態度の構成要素と傾向を探索する。第2章では、第1章の結果と研究の課題をふまえ、量的研究手法を用いて、看護師の自殺未遂患者に対する態度の構成要素と傾向を明らかにする。第3章では、量的研究手法を用いて看護師の自殺未遂患者に対する態度尺度を作成し、その信頼性と妥当性を検討する。さらに、作成した態度尺度を用いて、看護師の自殺未遂患者に対する態度と看護経験との関連を検討する。第4章では、量的研究手法を用いて、看護師の自殺未遂患者に対する態度と精神健康度、共感性の関連を検討する。最後に第5章で、質的研究手法を用いて、看護師の自殺未遂患者に対する態度変容の過程を明らかにする。第6章は総合考察である。

付記：本稿は、『自殺の看護』（田中美恵子編、すぴか書房、2010）において筆者が分担執筆した「救命救急看護領域の研究」（Ⅰ自殺看護学総論 第3章 4-1,108-112）と「救命を非難する自殺未遂患者の攻撃性；介入に消極的となる看護師の心理状態について」（Ⅱ自殺の看護事例集 1,144-148）の2編をもとに、加筆・修正してまとめたものである。

●文献

1) Anderson, M.（1997）：Nurses' attitudes towards suicidal behaviour; A comparative study of community mental health nurses and nurses working in an accidents and emergency department, Journal of Advanced Nursing, 25(6),1283-1291.
2) Botega, N.J., Reginato, D.G., da Silva, S.V., et al.（2005）：Nursing personnel attitudes towards suicide; The development of a measure scale, Revista Brasileira de Psiquiatria, 27(4),315-318.
3) Breckler, S.J.（1984）：Empirical validation of affect, behavior, and cognition as distinct components of attitude, Journal of Personality and Social Psychology, 47(6),1191-1205.

4) Domino, G., Moore, D., Westlake, L., Gibson, L. (1982): Attitudes toward suicide; A factor analytic approach, Journal of Clinical Psychology, 38(2), 257-262.
5) Evans, G., Farberow, N.L. (2003): The encyclopedia of suicide (2nd ed.), Facts on File, New York. ／高橋祥友監修 (2006): 自殺予防事典, 明石書店, 東京.
6) 福田紀子, 石川崇子, 久保まゆみ, 石守久美子 (2006): 救命救急センターに入院している自殺企図患者に対する看護師の認識や態度, 日本看護学会誌, 15(2), 15-24.
7) 福山嘉綱 (2002): 救急医・看護婦のストレスマネージメント, 救急医学, 26(1), 105-108.
8) 保坂隆 (1995): 再発防止のための方策；救急病院でどこまでできるか, Emergency Nursing, 8(12), 1004-1008.
9) 稲村博 (1977): 自殺学；その治療と予防のために, 東京大学出版会, 東京.
10) 猪股佐登留 (1982): 態度の心理学, 培風館, 東京.
11) 伊藤敬雄 (2006): 救急医療と自傷, こころの科学, 127, 24-29.
12) 河西千秋, 山田朋樹, 杉山直也, 平安良雄 (2008): 救命救急センターを拠点とした自殺予防活動；自殺未遂者への危機介入とケース・マネジメント, 精神科救急, 11, 35-40.
13) Keogh, B., Doyle, L., Morrissey, J. (2007): Suicidal behaviour; A study of emergency nurses' educational needs when caring for this patient group, Emergency Nurse, 15(3), 30-35.
14) 岸泰宏, 黒澤尚 (2000): 救命救急センターに収容された自殺者の実態のまとめ, 医学のあゆみ, 194(6), 588-590.
15) 岸泰宏, 黒澤尚 (2001): 自殺企図者の再企図予防, 救急医学, 25(8), 951-954.
16) Krech, D., Crutchfield, R.S., Ballachey, E.L. (1962): Individual in society; A textbook of social psychology, McGraw-Hill, New York.
17) 真木佐知子, 笹川真紀子, 廣常秀人, 他 (2007): 三次救急医療に従事する看護師の外傷性ストレス及び精神健康の実態と関連要因, 日本救急看護学会雑誌, 8(2), 43-52.
18) Manstead, A.S.R. (1990): Attitudes. in Eysenck, M.W.(Eds.): The Blackwell dictionary of cognitive psychology, 30-35, Basil Blackwell, Oxford. ／野島久雄 (1998): 態度. 野島久雄, 重野純, 半田智久訳：認知心理学事典, 248-255, 新曜社, 東京.
19) May, V. (2001): Attitudes to patients who present with suicidal behavior, Emergency Nurse, 9(4), 26-32.
20) Petty, R.E., Cacioppo, J.T. (1981): Attitudes and persuasion; Classic and contemporary approaches, W.C.Brown, Dubuque, Iowa.
21) Rosenberg, M.J., Hovland, C.I. (1960): Cognitive, affective, and

behavioral components of attitudes. in Rosenberg, M.J.,et al.(Eds.): Attitude organization and change; An analysis of consistency among attitude components, 1-14, Yale University Press, New Haven, Connecticut.

22) Samuelsson, M., Asberg, M., Gustavsson, J.P. (1997) : Attitudes of psychiatric nursing personnel towards patients who have attempted suicide, Acta Psychiatrica Scandinavica, 95(3),222-230.

23) Schnyder, U., Valach, L., Bichsel, K., Michel, K. (1999) : Attempted suicide; Do we understand the patients' reasons?, General Hospital Psychiatry, 21(1),62-69.

24) Simeon, D., Favazza, A.R. (2001) : Self-injurious behaviors; phenomenology and assessment. in Simeon,D., Hollander,E.(Eds.):Self-injurious behaviors; assessment and treatment,1-28, American Psychiatric Press,Washington,D.C..

25) Sun, F.K., Long, A., Boore, J. (2007) : The attitudes of casualty nurses in Taiwan to patients who have attempted suicide, Journal of Clinical Nursing, 16 (2),255-263.

26) Suokas, J., Suominen, K., Lönnqvist, J. (2009) : The attitudes of emergency staff toward attempted suicide patients; A comparative study before and after establishment of a psychiatric consultation service, Crisis, 30(3),161-165.

27) Suokas, J., Lönnqvist, J. (1989) : Work stress has negative effects on the attitudes of emergency personnel towards patients who attempt suicide, Acta Psychiatrica Scandinavica, 79(5),474-480.

28) 田中国夫 (1981):態度. 新版心理学事典, 549-550, 平凡社, 東京.

29) 堤邦彦, 福山嘉綱 (1995):自殺企図とせん妄について, ナースデータ, 15 (11), 98-105.

30) Walsh, B.W., Rosen, P.M. (1988) : Self-mutilation; Theory, research and treatment, The Guilford Press, New York. ／松本俊彦, 山口亜希子訳 (2005): 自傷行為;実証的研究と治療指針, 金剛出版, 東京.

目次

序論 ──────────────────────────── 3
　　Ⅰ．本書の背景....3　Ⅱ．研究の主題に対して関心を抱く契機と
　　なった事例について....5　Ⅲ．文献検討....8
　　Ⅳ．研究目的と本書の構成....18

**第1章　三次救急医療に従事する看護師の自殺未遂患者に
　　　　対する態度　構成要素と傾向についての質的研究** ──── 25
　　Ⅰ．研究の背景....25　Ⅱ．研究目的....26　Ⅲ．研究方法....26
　　Ⅳ．結果....28　Ⅴ．考察....35　Ⅵ．結論....40

**第2章　三次救急医療に従事する看護師の自殺未遂患者に
　　　　対する態度　構成要素と傾向についての量的研究** ──── 43
　　Ⅰ．研究の背景....43　Ⅱ．研究目的....44　Ⅲ．研究方法...44
　　Ⅳ．結果....47　Ⅴ．考察....53　Ⅵ．結論....59

**第3章　三次救急医療に従事する看護師の自殺未遂患者に
　　　　対する態度と看護経験の関連**
　　　　看護師の自殺未遂患者に対する態度尺度を用いた調査研究── 61
　　Ⅰ．研究の背景....61　Ⅱ．研究目的....62
　　Ⅲ．研究A　看護師の自殺未遂患者に対する態度尺度の作成お
　　よび信頼性・妥当性の検討....63
　　Ⅳ．研究B　三次救急医療に従事する看護師の自殺未遂患者に
　　対する態度と看護経験の関連....69
　　Ⅴ．研究成果の確認と考察補遺....72　Ⅵ．結論....75

目次

第4章　看護師の自殺未遂患者に対する態度と精神健康度・共感性の関連
　　　　　三次救急医療に従事する看護師を対象とした質問紙調査 ——— 79
　　　　Ⅰ．研究の背景 ....79　　Ⅱ．研究目的....80　　Ⅲ．研究方法....80
　　　　Ⅳ．結果 ....83　　Ⅴ．考察 ....90　　Ⅵ．結論 93

第5章　三次救急医療に従事する看護師の自殺未遂患者に対する態度変容の過程　修正版グラウンデッド・セオリー・アプローチを用いた質的帰納的研究 ——————————— 95
　　　　Ⅰ．研究の背景 ....95　　Ⅱ．研究目的....96　　Ⅲ．研究方法....96
　　　　Ⅳ．結果 ....100　　Ⅴ．考察 ....119　　Ⅵ．結論 123

第6章　総合考察 ——————————————————— 125
　　　　Ⅰ．態度傾向をどう評価するか....125
　　　　Ⅱ．理想的な態度の追求....133
　　　　Ⅲ．看護師に対する心理的支援....136

　　　　　　　　　　　　　　　　あとがき ———— 141

第1章

三次救急医療に従事する看護師の自殺未遂患者に対する態度
構成要素と傾向についての質的研究

I. 研究の背景

　自殺未遂の数は自殺既遂の10〜20倍に上ると推定され、自殺関連の問題が周囲に与える影響の大きさは計り知れない（山本，2006）。保坂（1995）は、自殺未遂者に対する救急病院での治療は救命としての意味だけでなく、再企図の予防としての精神療法的・危機介入的意味合いが大きいと述べ、救命救急センターでの関わりの重要性を主張している。

　しかし、救命救急センターの医療者は、自殺未遂者を前にしたとき、怒り、困惑、無力感、徒労感、無関心などの感情を抱く（広常，1994）という現実も否めない。自殺未遂患者と接する看護師の中には様々な否定的感情が生じていると推測される。

　感情は態度の構成要素の1つであるが、態度は他に認知、行動傾向といった構成要素を含むとされる（Krechら，1962）。序論で述べたように、救命救急センターの看護師が自殺未遂患者に対して形成している態度の構成要素に

注目した研究は、Sun ら（2007）、福田ら（2006）、Anderson（1997）の 3 件のみであった。また、態度の構成要素は相互に関連をもっている（Krech ら，1962）。先行研究では、看護師が救命するジレンマを抱えているという福田らの報告はあったが、看護師個人に焦点を当てて、態度の構成要素がどのように絡み合っているかについては十分に検討されていなかった。

Alston & Robinson（1992）は、自殺未遂患者に対する看護師の否定的態度は看護師本人には意識されないが、行動や看護ケアをとおして表現されてしまうので、患者に拒否されたという印象を与えることや、看護師がこの解決できない否定的態度を持ち続けてしまうという問題を指摘している。

看護師の態度に焦点を当て、態度の構成要素の詳細を明らかにするとともに、その関連としてとらえられる態度傾向について検討する必要がある。

II．研究目的

救命救急センターで勤務する看護師の自殺未遂患者に対する態度について、その構成要素と傾向を探索する。

III．研究方法

1．研究対象者

救命救急センター、高度救命救急センター、新型救命救急センターを含む全国の救命救急センター 202 施設（2007 年 5 月現在）から無作為に 13 施設を抽出し、研究協力を依頼した。受諾のあった 4 施設（受諾率 30.8%）の看護師 157 名を対象とした。

2．調査方法

研究対象者の匿名性を保持し、対面では得られにくいありのままのデータを得るために、郵送法による自由回答式質問紙調査を採用した。研究協力の得られた施設に研究対象者の人数分の依頼書、質問紙と回収用封筒を送付した。研究対象者には、回答した質問紙を厳封後に所定の場所に提出するように求めた。2 週間程度の留置き式とし、看護部長に対して研究対象者への配布と回収を依頼した。調査期間は 2007 年 11 月～ 2008 年 1 月であった。

3. 測定用具

質問紙には自殺未遂の定義を明確に示した。質問1は研究対象者の背景（性別、年齢、看護経験年数、救命救急センター経験年数）であり、質問2は自殺未遂患者を看護する時に感じること、考えること、行動しようとすることであった。

4. 分析方法

Berelson（1954）の内容分析を参考にした。自由回答の分析においては、単文（主語と述語の関係を一組だけ含む文）を記録単位、各看護師の自由回答の記述全体を文脈単位とした。

1) 看護師の自殺未遂患者に対する態度の構成要素の導出

主語と述語が明確であり、多義的ではない記述を記録単位として抽出した。それらを帰納的に分類してコード化し、意味内容の類似性にしたがって分類した。カテゴリとサブカテゴリに整理し、それぞれに名前をつけた。それらはすなわち、看護師の自殺未遂患者に対する態度の構成要素と考えられる。

以上の作業は、結果と回答の記述との照合を適宜行ないながら段階的に進めた。また、解釈が恣意的に偏らないように、精神看護学を専門とする大学教員1名に意見を求めた。

2) 看護師の自殺未遂患者に対する態度傾向の分析

看護師の自殺未遂患者に対する態度の定義（序論、16頁）に基づき、カテゴリを接近的態度（積極的な評価や感情と賛成の行動傾向を表わすカテゴリ）と回避的態度（消極的な評価や感情と不賛成の行動傾向を表わすカテゴリ）に分けた。次に、文脈単位をみて、研究対象者の個々人の態度の傾向を判定した。態度傾向は、以下の3つに分かれる。

『接近的態度』：接近的態度に分類された記録単位のみを含む文脈単位
『回避的態度』：回避的態度に分類された記録単位のみを含む文脈単位
『両価的態度』：接近的態度に分類された記録単位と、回避的態度に分類された記録単位の双方を含む文脈単位

5. 倫理的配慮

　大阪府立大学看護学部研究倫理委員会の承認を得て実施した。研究協力の依頼書や質問紙には、複数の施設を対象とし無作為抽出によって対象施設を選定したこと、研究協力は自由意思に基づくものであり拒否しても不利益を一切被らないこと、質問紙は無記名であり結果の公表に際して個人や所属組織が特定されることがないことを明記した。質問紙の回収をもって、研究協力が得られたと判断した。

IV. 結 果

　157名に質問紙を配布し、106名から回収した（回収率67.5％）。この106名の記述のうち、記録単位を抽出できた88名の記述を分析対象とした。したがって、分析対象は88の文脈単位と、その記述から抽出した375の記録単位となった。1文脈単位における記録単位数の中央値は4.0、四分位範囲は3.0（第1四分位数3.0、第3四分位数6.0）であった。

1. 分析対象者の背景

　分析対象者88名の内訳は、男性12名（13.6％）、女性76名（86.4％）であった。年齢の中央値は32.0、四分位範囲は14.5（第1四分位数27.0、第3四分位数41.5）であった。看護経験年数の中央値は8.8、四分位範囲は14.1（第1四分位数4.7、第3四分位数18.8）であった。救命救急センター経験年数の中央値は3.8、四分位範囲は3.2（第1四分位数2.7、第3四分位数5.9）であった（表1-1）。なお、救命救急センター以外での看護経験がある者60名（68.2％）、ない者は28名（31.8％）であった。

2. 看護師の自殺未遂患者に対する態度の構成要素

　375の記録単位が81のコードを生成し、5つのカテゴリと23のサブカテゴリに分類された。以下、カテゴリを【　】、サブカテゴリを［　］で示す。
　看護師の自殺未遂患者に対する態度の構成要素は、【心情の理解】（132記録単位：35.2％）、【抵抗感】（79記録単位：21.1％）、【専門的支援】（78記録単位：20.8％）、【援助者の存在】（48記録単位：12.8％）、【精神的ケアの限界】

表1-1 分析対象者の背景　　　　　　　　　　　　　　　　　　　　　　n＝88

	中央値	四分位範囲	第1四分位数	第3四分位数
年齢	32.0	14.5	27.0	41.5
看護経験年数	8.8	14.1	4.7	18.8
救命救急センター経験年数	3.8	3.2	2.7	5.9
性別	男性12名（13.6％） 女性76名（86.4％）			

表1-2　看護師の自殺未遂患者に対する態度の構成要素

カテゴリ	記録単位数（％）
【心情の理解】	132（35.2）
【抵抗感】	79（21.1）
【専門的支援】	78（20.8）
【援助者の存在】	48（12.8）
【精神的ケアの限界】	38（10.1）
総数	375（100.0）

（38記録単位：10.1％）であった（表1-2）。

1）【心情の理解】

132の記録単位が20のコードを生成し、5つのサブカテゴリに分類された。サブカテゴリは [自殺の動機への関心]（45記録単位：34.1％）、[受容的対応]（27記録単位：20.5％）、[患者の周囲の人々の心情への関心]（26記録単位：19.7％）、[死にきれなかった患者の心情への関心]（19記録単位：14.4％）、[自殺行為に至った患者への理解]（15記録単位：11.4％）であった。詳細を表1-3に示す。

2）【抵抗感】

79の記録単位が18のコードを生成し、5つのサブカテゴリに分類された。サブカテゴリは、[自殺企図への疑義]（34記録単位：43.0％）、[生命軽視への憤り]（23記録単位：29.1％）、[身勝手さに対する憤り]（10記録単位：

表 1-3 【心情の理解】　　　　　　　　　　　　　　　　　　記録単位総数＝132

カテゴリ	サブカテゴリ	コード	記録単位数	（％）
心情の理解	自殺の動機への関心	患者が死のうとした理由が気がかりである	40	45 (34.1)
		自殺方法を選択した理由が気になる	3	
		自殺を試みた理由について、患者に尋ねる	2	
	受容的対応	思いを引き出せるように、患者の話を傾聴する	12	27 (20.5)
		自殺に至るまでの背景については、患者に聞いたりはしない	11	
		患者の訴えを否定したり、非難がましいことは言わないで、受容的に接する	4	
	患者の周囲の人々の心情への関心	患者の周囲にいる人々の思いに対応する	11	26 (19.7)
		家族の思いを推し量る	10	
		患者の家族は辛いと思う	4	
		繰り返す患者であれば、家族は自殺未遂に慣れている	1	
	死にきれなかった患者の心情への関心	死ねなかったことを患者がどう思うか気になる	5	19 (14.4)
		患者に引き続き自殺企図があるのかどうか気になる	4	
		患者は死にたかったのに、死ねなかったのだと思う	4	
		現在の自殺企図について、患者に尋ねる	3	
		死にきれなかった患者は辛いと思う	3	
	自殺行為に至った患者への理解	患者には死にたくなるほど辛いことがあったと思う	5	15 (11.4)
		患者が死にたいのであれば、そのまま死なせてあげたい	3	
		自殺しようと考えるなんて、患者はかわいそうだ	4	
		自殺行為をした時、患者は痛かったと思う	2	
		死にたくなるほど辛い日々であったなら、患者の死にたい気持ちは理解できる	1	

12.7％）、[冷淡]（9記録単位：11.4％）、[身近な人の死との重ね合わせによる揺らぎ]（3記録単位：3.8％）であった。詳細を表1-4に示す。

3)【専門的支援】

78の記録単位が21のコードを生成し、7つのサブカテゴリに分類された。サブカテゴリは、[再企図の予防]（27記録単位：34.6％）、[救命の優先]（21

表 1-4 【抵抗感】　　　　　　　　　　　　　　　　　　　記録単位総数 = 79

カテゴリ	サブカテゴリ	コード	記録単位数	(%)
抵抗感	自殺企図への疑義	自殺をしようとする患者の真意をはかりかねる	16	34 (43.0)
		患者は本気で死ぬつもりではないと思う	10	
		患者は死ぬ気がないのに、自殺をしようとして他人の気を引く	5	
		患者の自殺未遂歴が気になる	3	
	生命軽視への憤り	命は大切にすべきである	14	23 (29.1)
		患者は命を大切にしないので腹立たしい	7	
		自殺しようとするなんて、患者はおろかである	2	
	身勝手さに対する憤り	患者が残される人のことを考えていたのならば、自殺行動はとれない	4	10 (12.7)
		他人に迷惑をかけ、患者は自己中心的である	3	
		患者は自分で自分を傷つけているのに、援助を求めてくることが腹立たしい	2	
		自殺未遂を繰り返されると腹立たしい	1	
	冷淡	患者に関わりたくない	3	9 (11.4)
		自殺しようとする人の気持ちは理解できない	3	
		患者に対する口調がきつくなる	1	
		患者を冷ややかな目でみる	1	
		患者に同情はできない	1	
	身近な人の死との重ね合わせによる揺らぎ	身内や大切な人の死と、患者の自殺未遂とが重なり、辛くなる	2	3 (3.8)
		自分の身内が自殺しようとしたらどうしようと考える	1	

記録単位：26.9%）、[心身の安定を図る]（12記録単位：15.4%）、[生きる術への期待]（6記録単位：7.7%）、[患者についての情報収集]（6記録単位：7.7%）、[生のメッセージ]（3記録単位：3.8%）、[援助の模索]（3記録単位：3.8%）であった。詳細を表1-5に示す。

4）【援助者の存在】

48の記録単位が10のコードを生成し、3つのサブカテゴリに分類された。サブカテゴリは、[自殺を防ぐ援助者の存在]（26記録単位：54.2%）、[社会

表 1-5 【専門的支援】　　　　　　　　　　　　　　　記録単位総数 = 78

カテゴリ	サブカテゴリ	コード		記録単位数（%）
専門的支援	再企図の予防	患者から目を離さないようにする	15	27（34.6）
		入院中の患者が再び自殺を試みないようにする手立てを考える	5	
		患者の再企図を防ぐために、患者の周囲に危険物を置かないようにする	7	
	救命の優先	救命のために、患者の状態を観察、アセスメントし、対処する	13	21（26.9）
		患者に自らの命を脅かす危険な行為がみられれば、患者を抑制することを考慮する	4	
		とにかく患者を救命したいと思う	4	
	心身の安定を図る	患者が落ち着いて休めるように静かな環境を整備する	5	12（15.4）
		患者に確認して、面会の調整をする	2	
		患者が意識回復後に不穏になった場合の対応を考える	2	
		患者の精神的安定を図るために、家族に対して付き添いを依頼する	1	
		患者が一日のリズムをつけられるように関わる	1	
		患者の現状の理解度に合わせて、患者に対して状況説明を行う	1	
	生きる術への期待	患者には、自殺しようとする勇気・力があるのだから、必死に生きてほしい	4	6（7.7）
		自殺以外に方法があったと思う	1	
		入院中に生きる希望をみつけてほしい	1	
	患者についての情報収集	患者との関わり方を考えるために、家族から情報を得る	5	6（7.7）
		患者のかかりつけ医に情報提供を求める	1	
	生のメッセージ	次は自殺を試みないようにと、患者に話す	2	3（3.8）
		信用できる人に悩みを打ち明けるようにと、患者に話す	1	
	援助の模索	自殺に関する知識を深めるために学習する	2	3（3.8）
		看護師として、今、患者にできることは何かと考える	1	

表1-6 【援助者の存在】　　　　　　　　　　　　　　　　　　　　　　　記録単位総数＝48

カテゴリ	サブカテゴリ	コード	記録単位数	（％）
援助者の存在	自殺を防ぐ援助者の存在	患者と家族との関係性を把握しようとする	11	26（54.2）
		相談できる人がいれば、患者は自殺行為には至らなかったと思う	5	
		患者をサポートしてくれる人物がいたのか気になる	5	
		周囲の人々が気づいていたら、自殺を予防できたはずだ	5	
	社会への憂い	自殺未遂が多いことに驚きを感じる	5	12（25.0）
		自殺企図の原因は社会の構造にあると思う	4	
		患者は周囲との関係が希薄になっている	3	
	退院後の支援の必要性	死のうと思ったのに死ぬことができず、患者はこれからどう生きていくのか、気がかりである	5	10（20.8）
		患者は立ち直ることができるか、気がかりである	3	
		退院後に患者をサポートする人がいるのか、気がかりである	2	

への憂い]（12記録単位：25.0％）、[退院後の支援の必要性]（10記録単位：20.8％）であった。詳細を表1-6に示す。

5）【精神的ケアの限界】

38の記録単位が12のコードを生成し、3つのサブカテゴリに分類された。サブカテゴリは [救命救急センターの限界]（20記録単位：52.6％）、[専門的な精神的フォローの必要性]（14記録単位：36.8％）、[精神疾患患者に対する偏見]（4記録単位：10.5％）であった。詳細を表1-7に示す。

3．看護師の自殺未遂患者に対する態度傾向

1）カテゴリ（構成要素）の分類

【心情の理解】【専門的支援】【援助者の存在】は、自殺未遂患者に対して援助的な姿勢で関わり、専門的な援助を実施しようとする看護師の態度を表わしている。これら3つのカテゴリは積極的な評価や感情と賛成の行動傾向を表わしているため、『接近的態度』とした。

表 1-7 【精神的ケアの限界】　　　　　　　　　　　　　　　　記録単位総数 = 38

カテゴリ	サブカテゴリ	コード	記録単位数	（%）
精神的ケアの限界	救命救急センターの限界	助かった患者は、再び自殺を企図すると思う	9	20（52.6）
		救命救急センターでは、患者の精神的ケアに限界がある	8	
		死にたい患者を救命することについて葛藤が生じる	2	
		初療室では患者に対して深い感情は抱かない	1	
	専門的な精神的フォローの必要性	患者の精神的フォローを担う機関が必要である	6	14（36.8）
		患者が精神的なフォローを受けられるように、精神科受診を勧める	3	
		精神科医に常駐してほしいと思う	2	
		うつ病のコントロールは難しい	1	
		精神科医に具体的な対処方法を相談する	1	
		患者は精神的問題を抱えている	1	
	精神疾患患者に対する偏見	精神疾患が原因であれば、自殺しようとすることはしかたがない	3	4（10.5）
		精神疾患をもつ患者は何を考えているのかわからない	1	

　【抵抗感】【精神的ケアの限界】は、自殺未遂患者の受け入れがたさや、精神的ケアの行き詰まりといった看護師の態度を表わしている。これら2つのカテゴリは消極的な評価や感情と不賛成の行動傾向を表わしているため、『回避的態度』とした。

2）態度傾向──文脈単位の3類別の割合

　文脈単位でみる態度傾向は、『接近的態度』と『回避的態度』の双方の記録単位を含む『両価的態度』が最も多かった（51文脈単位:58.0%）。次いで『接近的態度』（33文脈単位:37.5%）が多く、『回避的態度』（4文脈単位:4.5%）は少なかった（表1-8）。

表 1-8　看護師の自殺未遂患者に対する態度の傾向

態度の傾向	文脈単位数（％）
両価的態度	51（58.0）
接近的態度	33（37.5）
回避的態度	4　（4.5）
総数	88（100.0）

V. 考 察

1. 看護師の自殺未遂患者に対する態度の構成要素

　記録単位総数が5カテゴリ中で最も多かったのは【心情の理解】であった。これは自殺未遂患者や家族など周囲の者の心情を理解しようとする看護師の態度と言える。看護師は、患者の[自殺の動機への関心]を示し、[自殺行為に至った患者への理解]を図ろうとする。さらに、[死にきれなかった患者の心情への関心]を向け、[受容的対応]を行なうための態度を形成する。このような看護師の態度は、患者に安心感を与えるであろう。さらに、患者に関心を向けることによって、些細な変化を敏感に察知することができれば、再自殺のサインに気づくかもしれない。

　また、看護師は、患者のみならず、家族など[患者の周囲の人々の心情への関心]を示す。高橋（2006）は、自殺未遂や既遂が1件生じると、強い絆のあった人が最低でも5人は心理的な打撃を受けるという推計を示している。患者の自殺未遂が患者の家族や周囲の人々へ与えた影響を把握しようとすることは、家族や周囲の人々への援助も考慮する看護師の重要な態度であると考えられる。

　【専門的支援】は、看護師に期待される役割を遂行しようとする態度と言える。看護師は、救急医療に携わる者にとっては必然的な前提である[救命の優先]に立っており、その上で、患者の[心身の安定を図る]ために、また、[再企図の予防]のために、[患者についての情報収集]を行ない、[援助の模索]をしようとする態度を形成する。自殺未遂患者の意識レベルが徐々に改善し、患者が現在の自分の置かれている状況を認識してくると、精神的な

問題への具体的な対応の必要性が表面化する（清水・吉田, 2006）。このような状況下では患者は混乱をきたすと考えられるので、患者の安全を守るためには看護師の臨機応変な対応が必要となる。

また、看護師は患者の [生きる術への期待] を込めて、患者に対して [生のメッセージ] を伝えようとする。これは、患者の力を信頼し、生命の尊さを伝えようとする看護師の態度を表わしていると考える。

【援助者の存在】 は、患者にとって援助者たるべき家族や周囲の人、あるいは社会的支援環境との関係を探ろうとする看護師の態度を表わす。看護師は患者の [退院後の支援の必要性] を考える。その際、[社会への憂い] を感じつつも、患者の周囲に [自殺を防ぐ援助者の存在] がないかを考慮する。

患者の自殺未遂によって、家族は大きく2つの反応を示す。1つは心理的距離が近すぎる場合であり、茫然自失、身体的・精神的変調の訴え、医療者への攻撃、後悔といった反応である。もう1つは、心理的距離が大きい場合であり、患者への攻撃、患者との関わりの拒否、治療に対する非協力性といった反応である（堤・福山, 1995a）。これらの反応は、家族以外の患者の身近な人物にも当てはまると思われる。患者の再自殺を予防するために、患者を援助するという役割を家族や身近な人物が担えるか否かをアセスメントすることは重要である。高橋（2006）は、自殺の危険の高い人の治療の三本柱は薬物療法、精神療法、周囲の人々との絆の回復であると述べている。看護師は、特に周囲の人々との絆の回復において、患者と家族や周囲の人物との関係を調整するという重要な役割を担っていると考えられる。

【抵抗感】 は5カテゴリー中で記録単位数が2番目に多かった。これは、自殺未遂患者を受け入れがたく、積極的に関わろうする気持ちが起こらないという状態である。看護師は患者の [自殺企図への疑義][生命軽視への憤り] や [身勝手さに対する憤り] を抱く。また、看護師自身の [身近な人の死との重ね合わせによる揺らぎ] を経験することもあり、[冷淡] な態度を形成する。

中山ら（2006）は、1年間に自殺を図って救命救急センターに搬送された患者の約4割に自殺未遂の既往があったと報告している。自殺未遂患者は救命救急センターでの治療歴がある可能性が高く、看護師が過去に看護した経験のある患者を再び看護するといったことが十分にあり得る。自殺未遂が繰

り返される状況は、[自殺企図への疑義][生命軽視への憤り][身勝手さに対する憤り]を増強させると考えられる。さらに、看護師自身の身近な人の死についての経験が重なると、看護師の感情はいっそう揺さぶられる。態度の構成要素は相互に関連をもつことから、感情の変化が認知や行動傾向にも影響を与え、患者との間に適切な心理的距離を形成することが困難になると考えられる。

　【精神的ケアの限界】は、精神的な問題を抱える自殺未遂患者を救命救急センターで看護する困難を表わす態度と言える。看護師は[救命救急センターの限界]や[専門的な精神的フォローの必要性]を感じている。その背景を考えてみる。2004年のWHOの調査では自殺者の95％が最後の行動に及ぶ前に何らかの精神科診断に該当する状態であった（高橋, 2007）。さらに、未遂に終わった者は身体的な変化、苦痛や制限が加わることで、精神的負担が増大して危機的状況に至る可能性がある（安田, 2006）。そのような自殺未遂患者に対して精神的なケアが重要であることはわかっていても、看護師がそれを行なうために患者とゆっくり関わる時間をとることはむずかしい。救急の場面では身体的ニードが優先的に取り上げられ、救命のための治療・看護に追われ、患者の心理的援助が後回しになったり、できなかったりすることがある（枝ら, 2007）のが、一般的に見られる現状であろう。

　救命救急センターには生命の危機的状態にある患者が搬送されるが、その多くは突然の事故や病気の患者であり、患者が自分でそうなることを望んだわけではない。救命救急センターの使命は文字通り、そのような患者の生命を守ることにある。それに対して、自ら死を希求したようにみえる自殺未遂患者は、救命救急センターで勤務する看護師にとって、使命感に反する存在のように思われることも、肯定的な関心に基づく精神的ケアを困難にしていると考えられる。また、伊藤ら（2004）は1年間に救命救急センターに入院した精神疾患患者のうち、男性では68％が、女性では86％が自殺未遂で入院に至った患者であったと報告している。救命救急センターの看護師が接する精神疾患患者は、自殺を図り未遂に終わった患者である場合が多いのである。そのために、自殺未遂と精神疾患を強く関連づけて考える傾向が生まれ、それが[精神疾患患者に対する偏見]につながっている可能性がある。しかし、こうした「限界」は固定したものではなく、救命救急センターでの看護

第 1 章　三次救急医療に従事する看護師の自殺未遂患者に対する態度

経験によって大きく変わり得るということも押さえておきたい。

2. 看護師の自殺未遂患者に対する態度傾向

　文脈単位でみると、過半数が『両価的態度』を形成していた。
　『両価的態度』は看護師の葛藤を表わしていると考えられる。すなわち、接近的態度に分類したカテゴリ【心情の理解】【専門的支援】【援助者の存在】と、回避的態度に分類したカテゴリ【抵抗感】【精神的ケアの限界】との間での葛藤である。葛藤とは、複数の相互排他の要求（欲求）が同じ強度をもって同時に存在し、どの要求に応じた行動をとるかの選択ができずにいる状態をさす（赤井, 1999）。本研究で明らかとなった葛藤の状況は、レヴィン（Lewin, K）の分類によるところの接近－回避葛藤であり、自殺未遂患者に対して接近したい要求と回避したい要求とが並存している状態であると考えられる。Wolk-Wasserman（1985）は、自殺未遂患者に対するICUスタッフの反応には、敬遠、回避、怒りと攻撃性、共感と関心があることを、福田ら（2006）は、死にたいと思っている人を救命することに5割以上の看護師がジレンマを感じると回答したことを報告している。いずれも、自殺未遂患者を看護する際に看護師の中に生じる葛藤の存在を示しており、本研究の結果は先行研究の結果と合致するものである。
　救急医療の場は重症で命が脅かされている患者とそれを取り巻く高度医療機器、濃厚治療と患者のバイタルサインの変動などストレスに満ちている（高橋ら, 2003）。また、救命救急センターの看護師にはどのような事態にも対応できるような精神的準備が必要とされる（福山, 2002）。こういった要因により、救命救急センターの看護師は強い緊張状態にあると推測されるが、自殺未遂患者と接する際に生じる葛藤は、看護師の緊張をさらに高め、精神的負担を増大させると考えられる。三次救急医療に従事する看護師の約6割がGHQ（General Health Questionnaire）で精神的健康度の低い状態であった（真木ら, 2007）とも報告されている。これらはみな、看護師への心理的支援が必要なことを示唆するものである。
　『接近的態度』は37.5%（33文脈単位）であった。救命救急センターという緊迫した雰囲気の中で、看護師が自殺未遂患者に対して『接近的態度』を形成することは、容易ではないのかもしれない。しかし、先行研究では、看

護師の『接近的態度』が患者の再自殺を予防する鍵となり得ることが示されている。Pallikkathayil & McBride（1986）は、自殺を試みた患者に対して、面接と質問紙を使用した調査の結果、患者が自らの危機について強く話したがっていたことを報告している。また、Talsethら（1999）は、自殺を図り、救急病棟を経て精神科病棟に入院している患者を対象にした面接調査の結果、希望を与える看護師の必要性が語られたことを示し、看護師が自殺念慮のある患者を相互作用の中で価値ある人間として承認することが重要であると述べている。看護師が患者の話を傾聴し、受容するためには、『接近的態度』が不可欠であろう。

『回避的態度』は4.5％（4文脈単位）であった。3つの態度傾向の中で割合は最も小さかったが、『回避的態度』がみられたことは軽視できない。堤・福山（1995b）は救急スタッフは自らの生命観、人生観、倫理観によって患者を批判しがちで、それが再企図へ導く結果になることを指摘している。Maltsberger（1986）は自殺に密接に関連する状態として、深い孤独感、無価値感、極度の怒りがあると述べている。看護師の『回避的態度』は、患者の中にあるこれらの感情を強め、再企図のリスクを高める可能性があると考えられる。

3. 本研究の限界と課題

本研究では、三次救急医療に従事する看護師の自殺未遂患者に対する態度の構成要素と傾向についての基礎資料を得ることができた。しかし、本研究にはいくつか限界もある。

ひとつは調査方法に関連した限界である。研究対象者の匿名性を保持し対面では得られにくいありのままのデータを得るために郵送法による自由回答式質問紙調査を採用したが、自由回答の記述内容について、研究対象者にその意図や詳細を確認することができないために、記録単位375、文脈単位88と分析対象が少なくなった。また、研究協力施設数や研究対象者数も少ない。したがって、研究結果を一般化することについては慎重にならざるを得ない。

次に、分析方法に関連した限界として、記述に対する重みづけを行なっていない点がある。例えば、1文脈単位の中に接近的態度と回避的態度の双方

に分類された記録単位を含むものを『両価的態度』として類別したが、どちらかの態度の程度が大きいということが当然あり得ると考えられる。この点について詳細な分析ができなかったことは、本研究の限界である。

調査対象の拡大や調査方法の工夫、分析方法を検討することによって、より信頼性の高い結果を得ることが今後の課題である。

VI. 結論

看護師の自殺未遂患者に対する態度の構成要素は、【心情の理解】(132記録単位：35.2％)、【抵抗感】(79記録単位：21.1％)、【専門的支援】(78記録単位：20.8％)、【援助者の存在】(48記録単位：12.8％)、【精神的ケアの限界】(38記録単位：10.1％)であった。

看護師の自殺未遂患者に対する態度の傾向は、『両価的態度』51名(58.0％)、『接近的態度』33名(37.5％)、『回避的態度』4名(4.5％)であった。

付記：本稿は大阪府立大学看護学部紀要に掲載された論文*を書き直したものである。
*瓜﨑貴雄,桑名行雄(2009)：救命救急センターで勤務する看護師の自殺未遂患者に対する態度；構成要素と傾向についての質的研究,大阪府立大学看護学部紀要, 15(1), 1-10.

●文献

1) 赤井誠生(1999)：コンフリクト. 中島義明, 安藤清志, 子安増生他編集：心理学辞典, 285, 有斐閣, 東京.
2) Alston, M. H. & Robinson, B. H. (1992)：Nurses' attitudes toward suicide, Omega Journal of Death & Dying, 25(3),205-215.
3) Anderson, M. (1997)：Nurses' attitudes towards suicidal behaviour; A comparative study of community mental health nurses and nurses working in an accidents and emergency department, Journal of Advanced Nursing, 25(6),1283-1291.
4) Berelson,B. (1954)：Content analysis. in Lindzey, G.(Eds)：Handbook of social psychology volume I ;Theory and method, 488-522, Addison-Wesley, Cambridge, Massachusetts. ／稲葉三千男, 金圭煥訳(1957)：内容分析. 社會心理學講座 7, 大衆とマス・コミュニケーション, みすず書房, 東京.
5) 枝さゆり, 辰巳有紀子, 野村美紀(2007)：救急看護師のSense of Coherenceとストレスのバーンアウトとの関連, 日本救急看護学会雑誌,8(2),32-42.
6) 福田紀子, 石川崇子, 久保まゆみ, 石守久美子(2006)：救命救急センターに入院している自殺企図患者に対する看護師の認識や態度, 日本看護学会誌, 15

(2), 15-24.
7) 福山嘉綱(2002):救急医・看護婦のストレスマネージメント,救急医学, 26(1), 105-108.
8) 広常秀人(1994):自殺未遂;生命の否定と救急医のジレンマを乗り越える,救急医学, 18(13), 1799-1801.
9) 保坂隆(1995):再発防止のための方策;救急病院でどこまでできるか, Emergency Nursing, 8(12), 1004-1008.
10) 伊藤敬雄, 葉田道雄, 木村美保, 他(2004):高次救命救急センターに入院した自殺未遂患者とその追跡調査;精神科救急対応の現状を踏まえた1考察, 精神医学, 46(4), 389-396.
11) Krech, D., Crutchfield, R.S., Ballachey, E.L.(1962):Individual in society; A textbook of social psychology, McGraw-Hill, New York.
12) 真木佐知子, 笹川真紀子, 廣常秀人, 他(2007):三次救急医療に従事する看護師の外傷性ストレス及び精神健康の実態と関連要因, 日本救急看護学会雑誌, 8(2), 43-52.
13) Maltsberger, J.T.(1986):Suicide risk;The formulation of clinical judgment, New York University Press, New York. ／高橋祥友訳(1994):自殺の精神分析;臨床的判断の精神力動的定式化, 星和書店, 東京.
14) 中山秀紀, 大塚耕太郎, 酒井明夫, 他(2006):岩手県高度救命救急センターにおける自殺未遂患者の横断的調査;通院状況を考慮した自殺予防, 精神医学, 48(2), 119-126.
15) Pallikkathayil, L., McBride, A.B.(1986):Suicide attempts; the search for meaning, Journal of Psychosocial Nursing and Mental Health Services, 24(8), 13-18.
16) 清水明美, 吉田葉子(2006):急性薬物中毒で搬送された患者の看護;救命救急の場における看護師の役割とは何か, EMERGENCY CARE, 19(10), 989-995.
17) Sun, F.K., Long, A. & Boore, J.(2007):The attitudes of casualty nurses in Taiwan to patients who have attempted suicide, Journal of Clinical Nursing, 16(2), 255-263.
18) 高橋章子, 舘山光子, 長谷川陽子, 斉藤理代(2003):救急看護師の役割と必要な能力に関する研究, 北海道医療大学看護福祉学部紀要, 10, 111-120.
19) 高橋祥友(2006):自殺の危険の高い患者に対する精神療法, 精神療法, 32(5), 534-540.
20) 高橋祥友(2007):自殺の危険の高い患者の心理, 精神療法, 33(3), 338-345.
21) Talseth, A.G., Lindseth, A., Jacobsson, L., et al.(1999):The meaning of suicidal psychiatric in-patients' experiences of being cared for by mental health nurses, Journal of Advanced Nursing, 29(5), 1034-1041.
22) 堤邦彦, 福山嘉綱(1995a):自殺企図患者の家族;厄介な問題につきあう家族への援助, Emergency Nursing, 夏季増刊, 144-149.

23) 堤邦彦, 福山嘉綱 (1995b)：自殺企図とせん妄について, ナースデータ, 15 (11), 98-105.
24) Wolk-Wasserman, D. (1985)：The intensive care unit and the suicide attempt patient, Acta Psychiatrica Scandinavica, 71(6), 581-595.
25) 安田美佳 (2006)：救命救急センター看護師による自殺企図者へのアプローチ, 看護技術, 52(14), 1285-1288.
26) 山本泰輔 (2006)：WHO/WPRO自殺予防会議, 精神医学, 48(8), 909-914.

第2章

三次救急医療に従事する看護師の自殺未遂患者に対する態度
構成要素と傾向についての量的研究

Ⅰ．研究の背景

　第1章では、三次救急医療に従事する看護師の自殺未遂患者に対する態度の構成要素として、自殺未遂患者や家族など周囲の者の心情を理解しようとする【心情の理解】、自殺未遂患者を受け入れがたく積極的に関わろうとする気持ちが起こらない【抵抗感】、看護師としての役割を遂行しようとする【専門的支援】、患者にとって援助者たるべき家族や周囲の人、あるいは社会的支援環境との関係を探ろうとする看護師の態度を表わす【援助者の存在】、精神的な問題を抱える自殺未遂患者を救命救急センターで看護することの困難を表わす【精神的ケアの限界】の5つが特定された。そして、【心情の理解】【専門的支援】【援助者の存在】の3つを『接近的態度』に、【抵抗感】【精神的ケアの限界】の2つを『回避的態度』に分けた。
　それをもとに看護師個々人の態度傾向を判定した結果は、『接近的態度』と『回避的態度』の両方が併存する『両価的態度』を示す人が最も多かった

(58.0％)。この態度傾向は、『接近的態度』と『回避的態度』の間で揺れている状態であり、葛藤を抱えたまま自殺未遂患者に対する看護に従事していると考えられた。

しかし、『両価的態度』として類別した看護師の内部における、接近的態度と回避的態度の程度の大きさについては検討できていない。また、研究協力施設数、研究対象者数が少なかったので、一般化して論じるには限界がある。こうした課題を克服するために、第1章で生成したコードを利用して、再び質問紙調査を計画した。

II．研究目的

救命救急センターで勤務する看護師の自殺未遂患者に対する態度について、その構成要素と傾向を明らかにする。

III．研究方法

1．研究対象者

救命救急センター全209施設（2008年2月現在）から160施設を無作為抽出し、協力を依頼した。受諾を得た63施設の看護師1,442名を対象とした。

2．調査方法

質問紙調査を郵送法で実施した。受諾を得た施設に研究対象者の人数分の依頼書、質問紙と回収用封筒を送付した。研究対象者には回答した質問紙を厳封後に所定の場所に提出するように求めた。2週間程度の留置き式とし、看護部長に対して、質問紙の配布と回収を依頼した。調査期間は2008年6月～8月であった。

3．質問紙の作成

第1章の研究で作成したコードを質問項目とする質問紙を作成するにあたって、質問項目の内容や質問紙の配列について検討した。

1）質問項目

　質問項目については、① 構成概念としての適切性、② 項目のわかりやすさ、③ 項目数、④ 選択肢などを検討する必要がある（小塩・西口, 2007）。

　①については、項目として利用するコードは第1章の研究によって生成されたものであるので、看護師の自殺未遂患者に対する態度を適切に反映できていると判断した。②については、一部並列表現がみられるコードがあったが、内容は多義的ではないため、わかりやすいと判断した。また、曖昧さを伴う「しばしば」「たまに」などの副詞表現もない。③については、70項目までが適当とされている。コードは81あるのでやや多いと言えるが、項目が多いことは項目同士の重複部分が増えるため信頼性が高くなる、また、多くの部分をカバーできるので妥当性が上がるという利点もある。それらを考慮すると項目数81は許容できる数字であると判断した。④については、項目と選択肢の対応の適切さや選択肢の数などを考慮する必要がある。選択肢は、コードの内容から頻度よりも程度を尋ねるもののほうがよいと判断した。選択肢の数は中性カテゴリーの「どちらでもない」を使用するか否かに関わる問題である。中性カテゴリーは回答者が回答しやすいという利点と、結果に個人差が出にくくなるという欠点がある。本研究では、回答者の選択の容易さを優先して中性カテゴリーを使用することにし、7件法を採用した。

2）質問の配列

　質問の配列の留意点は以下の通りである。① 応答者の興味を惹き回答が容易なものを前半に、複雑、困難なものを後半に配置する、② 質問紙の記入量が多い場合には応答者が疲労、飽和するに従っていいかげんな応答や無応答が増加する、③ 一貫した応答をしようとする傾向があることは念頭におかねばならないが、相互に関連のある質問や同一形式の質問はまとめて出し、場合によってはそのことを明示した方がよい、④ 先行の質問が後続の質問の意味に影響を与えることがあるばかりか、誘導質問になることもあるので、その影響を断ち切るためならば、それなりの手段を講ずべきである（続・村上, 1975）。

　①については、回避的態度のカテゴリーよりも接近的態度のカテゴリーの方が回答しやすいと考えられたため、最初に【心情の理解】を配列して回答

者の興味をひき、疲労した状態であっても回答者が答えやすいように【専門的支援】を最後に配列することにした。②を考慮して、フェイス・シートは最初に配置した。③については、カテゴリー毎に質問項目をまとめることにしたが、回答者に先入見を与えないために明示はしないことにした。④については、各カテゴリー内の項目の順序を乱数表によって決定することで、恣意性を排する工夫をした。

以上より、Ⅰ. フェイス・シート（看護師の背景：性別、年齢、部署、看護経験年数、救命救急センター経験年数）、Ⅱ. 看護師の自殺未遂患者に対する態度（81項目）の順に記入を求めることとした。Ⅱの質問項目は、【心情の理解】(20項目)、【精神的ケアの限界】(12項目)、【抵抗感】(18項目)、【援助者の存在】(10項目)、【専門的支援】(21項目) の順に配列した。

質問紙には自殺未遂の定義を明記した。

4．分析方法

看護師の背景は記述統計量を算出した。態度の構成要素は探索的因子分析を行なった。Cronbach の α 係数を算出し各因子の内的整合性を検討した。因子得点を用いて Pearson の積率相関係数を算出し因子の関係性を検討した。態度の傾向はクラスター分析を行ない、クラスター間の各因子得点を比較しクラスターを命名した。クラスターの人数比率の偏りの検討には χ^2 検定を用いた。態度傾向と看護師の背景との関連や差の検討には χ^2 検定と Kruskal-Wallis 検定を用いた。統計解析ソフト SPSS 17.0J for Windows を使用した。

5．倫理的配慮

大阪府立大学看護学部研究倫理委員会の承認を得て実施した。研究協力の依頼書や質問紙には、研究協力を拒否しても不利益を一切被らないこと、質問紙は量的に分析するため、結果の公表に際して個人や所属組織が特定されないことを明記した。質問紙の回収をもって、研究協力の承諾が得られたと判断した。

Ⅳ. 結　果

質問紙は、63 施設 1,255 名から回収した（回収率 87.0%）。このうち、欠損値のない 906 名（有効回答率 72.2%）を分析対象とした。

1. 分析対象者の背景

分析対象者の背景を表 2-1 に示す。性別は男性 86 名（9.5%）、女性 820 名（90.5%）であった。部署は初療室 229 名（25.3%）、集中治療室 383 名（42.3%）、病棟 229 名（25.3%）、その他 65 名（7.2%）であった。その他には救命救急センター内の複数の部署を兼任している者、病院内の他部署を兼任している者が含まれる。年齢は中央値が 32.0、四分位範囲が 11.0（第 1 四分位数 27.0、第 3 四分位数 38.0）であった。看護経験年数は中央値が 9.3、四分位範囲が 10.0（第 1 四分位数 5.3、第 3 四分位数 15.3）であった。救命救急センター経験年数は中央値が 3.3、四分位範囲が 4.8（第 1 四分位数 1.5、第 3 四分位数 6.3）であった。また、救命救急センター以外での看護経験がある者は 685 名（75.6%）、ない者は 221 名（24.4%）であった。

2. 看護師の自殺未遂患者に対する態度の構成要素

天井効果がみられた 7 項目を分析から除外し、74 項目について、主因子法・Promax 回転による探索的因子分析を行なった。因子数はスクリープロット

表 2-1　分析対象者の背景　　　　　　　　　　　　　　　　　　　　　　　　n = 906

		中央値	四分位範囲	第 1 四分位数	第 3 四分位数
年齢		32.0	11.0	27.0	38.0
看護経験年数		9.3	10.0	5.3	15.3
救命救急センター経験年数		3.3	4.8	1.5	6.3
性　別	男性　86 名（ 9.5%）				
	女性 820 名（90.5%）				
部　署	初療室　229 名（25.3%）				
	集中治療室 383 名（42.3%）				
	病　棟　229 名（25.3%）				
	その他　 65 名（ 7.2%）				

表 2-2 態度の探索的因子分析結果

	I	II	III
【自殺行動の否定】 α = .91			
患者は自分で自分を傷つけているのに、援助を求めてくることが腹立たしい	.82	.09	-.03
自殺未遂を繰り返されると腹立たしい	.78	.08	.03
他人に迷惑をかけ、患者は自己中心的である	.78	.17	.07
患者を冷ややかな目でみる	.74	-.06	.01
患者は命を大切にしないので腹立たしい	.74	-.07	.26
患者は死ぬ気がないのに、自殺をしようとして他人の気を引く	.68	.14	.00
自殺しようとするなんて、患者はおろかである	.64	-.21	.21
患者に対する口調がきつくなる	.62	-.14	.06
患者に関わりたくない	.60	-.12	-.03
患者に同情はできない	.60	.02	-.15
自殺をしようとする患者の真意をはかりかねる	.59	-.06	.08
患者は本気で死ぬつもりではないと思う	.59	.09	.05
自殺しようとする人の気持ちは理解できない	.54	-.04	-.03
精神疾患をもつ患者は何を考えているのかわからない	.53	.07	.05
死にたい患者を救命することについて葛藤が生じる	.52	.09	.01
助かった患者は、再び自殺を企図すると思う	.45	.10	.07
患者が死にたいのであれば、そのまま死なせてあげたい	.41	.05	-.09
【危機への関わり】 α = .87			
患者が意識回復後に不穏になった場合の対応を考える	.14	.72	-.14
患者に自らの命を脅かす危険な行為がみられれば、患者を抑制することを考慮する	.25	.71	-.29
患者の現状の理解度に合わせて、患者に対して状況説明を行なう	.08	.68	-.06
患者から目を離さないようにする	.08	.65	-.13
患者に確認して、面会の調整をする	-.07	.62	-.07
看護師として、今、患者にできることは何かと考える	-.10	.60	.10
救命のために、患者の状態を観察、アセスメントし、対処する	-.10	.58	-.10
患者との関わり方を考えるために、家族から情報を得る	-.07	.57	.10
患者が一日のリズムをつけられるように関わる	.06	.54	.04
入院中の患者が再び自殺を試みないようにする手立てを考える	.04	.53	.04
患者が落ち着いて休めるように静かな環境を整備する	-.08	.49	.04
患者と家族との関係性を把握しようとする	-.03	.49	.22
患者が精神的なフォローを受けられるように、精神科受診を勧める	.21	.45	.03
患者の周囲にいる人々の思いに対応する	-.14	.41	.04
【行く末への気がかり】 α = .85			
死のうと思ったのに死ぬことができず、患者はこれからどう生きていくのか、気がかりである	-.15	.04	.65
入院中に生きる希望をみつけてほしい	-.07	-.06	.61
患者は立ち直ることができるか、気がかりである	-.17	.16	.59
信用できる人に悩みを打ち明けるようにと、患者に話す	.04	-.05	.59
周囲の人々が気づいていたら、自殺を予防できたはずだ	.07	-.11	.55
患者をサポートしてくれる人物がいたのか気になる	-.13	.26	.53
身内や大切な人の死と、患者の自殺未遂とが重なり、辛くなる	.06	-.25	.52
相談できる人がいれば、患者は自殺行為には至らなかったと思う	.10	.00	.52
自分の身内が自殺しようとしたらどう考える	.12	-.14	.51
自殺企図の原因は社会の構造にあると思う	.07	-.03	.48
自殺方法を選択した理由が気になる	.11	-.02	.47
患者が死のうとした理由が気がかりである	-.09	.13	.46
次は自殺を試みないようにと、患者に話す	.13	.02	.45
患者には、自殺しようとする勇気・力があるのだから、必死に生きてほしい	.15	.09	.45
自殺しようと考えるなんて、患者はかわいそうだ	-.07	-.09	.42
退院後に患者をサポートする人がいるのか、気がかりである	-.16	.34	.41
患者は周囲との関係が希薄になっている	.24	.09	.40

因子間相関	I	II	III
I	—	-.30	-.27
II		—	.49
III			—

の初期解における固有値の減衰状況から判断して3因子を仮定した。因子負荷量.40以上を目安として項目を取捨した結果、48項目が残った（表2-2）。なお、回転前の3因子で48項目の全分散を説明する割合は39.3％であった。この累積寄与率については、30％を切るようなら分析に用いた変数の選択や因子数の選択を再検討する必要があるが、一般にすべての変数の因子所属が明瞭であれば、こだわる必要はあまりない（古谷野，1988）との見解に従い、本研究の回転後の因子所属は明瞭であったため、変数や因子数の選択は問題ないと判断した。

■第1因子
① 患者は自分で自分を傷つけているのに、援助を求めてくることが腹立たしい
② 自殺未遂を繰り返されると腹立たしい
③ 他人に迷惑をかけ、患者は自己中心的である
④ 患者を冷ややかな目でみる
⑤ 患者は命を大切にしないので腹立たしい
⑥ 患者は死ぬ気がないのに、自殺をしようとして他人の気を引く
⑦ 自殺しようとするなんて、患者はおろかである
⑧ 患者に対する口調がきつくなる
⑨ 患者に関わりたくない
⑩ 患者に同情はできない
⑪ 自殺をしようとする患者の真意をはかりかねる
⑫ 患者は本気で死ぬつもりではないと思う
⑬ 自殺しようとする人の気持ちは理解できない
⑭ 精神疾患をもつ患者は何を考えているのかわからない
⑮ 死にたい患者を救命することについて葛藤が生じる
⑯ 助かった患者は、再び自殺を企図すると思う
⑰ 患者が死にたいのであれば、そのまま死なせてあげたい

の17項目で構成された。患者に対する憤りと患者の自殺行動に対する不信感や困惑を表す項目の因子負荷量が高かったため、【自殺行動の否定】と命名した。Cronbachのα係数は.91であった。

■第Ⅱ因子
①　患者が意識回復後に不穏になった場合の対応を考える
②　患者に自らの命を脅かす危険な行為がみられれば、患者を抑制することを考慮する
③　患者の現状の理解度に合わせて、患者に対して状況説明を行なう
④　患者から目を離さないようにする
⑤　患者に確認して、面会の調整をする
⑥　看護師として、今、患者にできることは何かと考える
⑦　救命のために、患者の状態を観察、アセスメントし、対処する
⑧　患者との関わり方を考えるために、家族から情報を得る
⑨　患者が一日のリズムをつけられるように関わる
⑩　入院中の患者が再び自殺を試みないようにする手立てを考える
⑪　患者が落ち着いて休めるように静かな環境を整備する
⑫　患者と家族との関係性を把握しようとする
⑬　患者が精神的なフォローを受けられるように、精神科受診を勧める
⑭　患者の周囲にいる人々の思いに対応する

の14項目で構成された。生命を守ることへの関心と危機への介入を表す項目の因子負荷量が高かったため、【危機への関わり】と命名した。Cronbachの α 係数は.87であった。

■第Ⅲ因子
①　死のうと思ったのに死ぬことができず、患者はこれからどう生きていくのか、気がかりである
②　入院中に生きる希望をみつけてほしい
③　患者は立ち直ることができるか、気がかりである
④　信用できる人に悩みを打ち明けるようにと、患者に話す
⑤　周囲の人々が気づいていたら、自殺を予防できたはずだ
⑥　患者をサポートしてくれる人物がいたのか気になる
⑦　身内や大切な人の死と、患者の自殺未遂とが重なり、辛くなる
⑧　相談できる人がいれば、患者は自殺行為には至らなかったと思う
⑨　自分の身内が自殺しようとしたらどうしようと考える

⑩ 自殺企図の原因は社会の構造にあると思う
⑪ 自殺方法を選択した理由が気になる
⑫ 患者が死のうとした理由が気がかりである
⑬ 次は自殺を試みないようにと、患者に話す
⑭ 患者には、自殺しようとする勇気・力があるのだから、必死に生きてほしい
⑮ 自殺しようと考えるなんて、患者はかわいそうだ
⑯ 退院後に患者をサポートする人がいるのか、気がかりである
⑰ 患者は周囲との関係が希薄になっている

の17項目で構成された。患者の将来への懸念や患者を取り巻く環境への関心を表す項目の因子負荷量が高かったため、【行く末への気がかり】と命名した。Cronbachのα係数は.85であった。

■因子間の相関

回帰法を用いてPromax回転後の因子得点を推定することにより、各因子得点を算出した。【自殺行動の否定】と【危機への関わり】が有意な弱い負の相関（$r=-.33, p<.01$）、【自殺行動の否定】と【行く末への気がかり】が有意な弱い負の相関（$r=-.30, p<.01$）、【危機への関わり】と【行く末への気がかり】が有意な比較的強い正の相関（$r=.54, p<.01$）を認めた。

3. 看護師の自殺未遂患者に対する態度傾向

各因子得点を用いてグループ内平均連結法によるクラスター分析を行ない、3つのクラスターを得た。クラスターを独立変数、各因子得点を従属変数とした一元配置分散分析の結果、すべての因子において有意な群間差がみられた（【自殺行動の否定】$F_{(2,903)}=207.29, p<.001$、【危機への関わり】$F_{(2,903)}=376.32, p<.001$、【行く末への気がかり】$F_{(2,903)}=368.19, p<.001$）。

TukeyHSD法（5％水準）による多重比較の結果、【自殺行動の否定】は第2クラスターの得点が最も高く、次いで第1クラスター、第3クラスターの順であった。【危機への関わり】と【行く末への気がかり】は第1クラスターの得点が最も高く、次いで第3クラスター、第2クラスターの順であった。

■第1クラスター

【危機への関わり】と【行く末への気がかり】の因子得点が正の値を示し最も高い。また、【自殺行動の否定】の因子得点も正の値を示した。態度の構成要素の因子得点が全て正の値を示しており、自殺未遂患者に対する肯定的な構えと否定的な構えを同時に形成していると考えられることから、『**両価的態度**』と命名した。

■第2クラスター

【自殺行動の否定】の因子得点が正の値を示し最も高く、【危機への関わり】と【行く末への気がかり】の因子得点が負の値を示した。自殺未遂患者に対する抵抗感が大きく、否定的な構えを形成していると考えられることから、『**回避的態度**』と命名した。

■第3クラスター

【自殺行動の否定】の因子得点が負の値を示し最も低い。そして、【行く末への気がかり】の因子得点が負の値を示してはいるが2番目に高く、【危機への関わり】の因子得点が正の値を示し2番目に高い。自殺未遂患者に対する抵抗感が小さく、患者の将来への関心はやや小さいものの危機介入への関心は大きいことから、全体的には肯定的な構えを形成していると考えられるため、『**接近的態度**』と命名した。

■態度傾向の類別の妥当性

図2-1は態度傾向別の因子得点である。分析対象者の態度傾向別の人数割合は、『両価的態度』398名（43.9％）、『回避的態度』329名（36.3％）、『接近的態度』179名（19.8％）であった（表2-3）。群間の差についてχ^2検定を行なった結果は有意であった（$\chi^2=83.03$, $df=2$, $p<.001$）。全体の有意水準を5％に維持するために、Bonferroniの不等式に基づき$p=.016$として多重比較を行なった結果、すべての群間に有意差を認めた（『両価的態度』と『回避的態度』 $\chi^2=6.55$, $df=1$, $p<.016$、『両価的態度』と『接近的態度』 $\chi^2=83.12$, $df=1$, $p<.016$、『回避的態度』と『接近的態度』 $\chi^2=44.29$, $df=1$, $p<.016$）。なお、態度傾向別の人数割合が第1章の結果と異なっていることについては、考察で述べる。

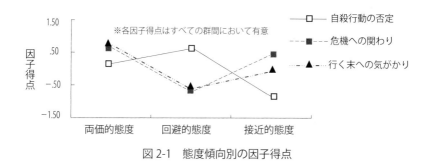

図 2-1　態度傾向別の因子得点

表 2-3　態度傾向の人数比率

	度数（%）
両価的態度	398（43.9）
回避的態度	329（36.3）
接近的態度	179（19.8）
合計	906（100.0）

*p<.05

4．態度傾向と看護師の背景の関連

　態度傾向と看護師の背景の関連や差を検討した結果はいずれも有意差を認めなかった（性別：$\chi^2=.51$, df=2, p>.05、年齢：$\chi^2=4.03$, df=2, p>.05、部署：$\chi^2=7.28$, df=6, p>.05、看護経験年数：$\chi^2=2.67$, df=2, p>.05、救命救急センター経験年数：$\chi^2=1.82$, df=2, p>.05）。

V．考　察

1．看護師の自殺未遂患者に対する態度の構成要素

　第1章では5つの態度の構成要素が抽出されたが、本研究では【自殺行動の否定】【危機への関わり】【行く末への気がかり】の3つに集約された。

1)【自殺行動の否定】

　17項目で構成され、十分な内的整合性が確認された。

　「患者は自分で自分を傷つけているのに、援助を求めてくることが腹立たしい」「自殺未遂を繰り返されると腹立たしい」「他人に迷惑をかけ、患者は自己中心的である」「患者は命を大切にしないので腹立たしい」「患者は死ぬ気がないのに、自殺をしようとして他人の気を引く」「自殺しようとするなんて、患者はおろかである」「患者に同情はできない」は、看護師の怒りを表わしていると考えられる。1年間に自殺を図って救命救急センターに搬送された患者の約4割に自殺未遂の既往があった（中山ら, 2006）との報告もあるように、自殺未遂患者は救命救急センターでの治療歴がある可能性が高い。したがって、過去に看護した経験のある患者を再び看護するといったことが十分にあり得ると推察される。自殺未遂が繰り返される状況は、怒りを増強させると考えられる。

　「自殺をしようとする患者の真意をはかりかねる」「患者は本気で死ぬつもりではないと思う」「自殺しようとする人の気持ちは理解できない」「精神疾患をもつ患者は何を考えているのかわからない」は、看護師の不信感や困惑を表わしていると考えられる。高橋（1995）は、患者がまるで他人事のように自殺未遂について語ったり、それどころか、どこか妙に昂揚した気分でいることさえあり、治療にあたった医師や看護者が、患者の自殺の意図を疑うことがあると述べている。患者に対するこのような看護師の認識は、不信感や困惑を生じると同時に、彼らの行動を、安易なものとみなすことにもつながるであろう。加えて、生命を尊重し保護するという救命救急センターの使命と、患者の自殺を企図した行動とは相容れないために、自殺未遂患者に対する看護師の抵抗感が増すと推察される。

　「死にたい患者を救命することについて葛藤が生じる」「助かった患者は、再び自殺を企図すると思う」「患者が死にたいのであれば、そのまま死なせてあげたい」は、看護師の葛藤を表わしていると考えられる。救急医療そのものは「生と死」の問題に直面せざるを得ない領域である。自殺企図者を目の前にすれば、いくら経験を積んでいても、そのたびごとに「生と死」の問題の出発点に引き戻され、自分なりに築き上げたと思っている「生きる」ことへの積極的意義を修正させられたり、否定されたりする（保坂, 1991）。自

殺未遂患者と接する時、看護師の生命観や死生観は揺らぐ可能性が大きく、それが葛藤を増すと推察される。

　こういった感情や認知が「患者を冷ややかな目でみる」「患者に対する口調がきつくなる」「患者に関わりたくない」といった冷淡な行動傾向に関連すると考えられる。

2）【危機への関わり】

　14項目で構成され、十分な内的整合性が確認された。

　自殺未遂を図った患者は危機的状況にあると考えられる。「看護師として、今、患者にできることは何かと考える」は、専門職として危機への関わりを模索する状態であろう。「患者に自らの命を脅かす危険な行為がみられれば、患者を抑制することを考慮する」「患者から目を離さないようにする」「救命のために、患者の状態を観察、アセスメントし、対処する」「入院中の患者が再び自殺を試みないようにする手立てを考える」は、患者の生命を守ろうとする構えである。自殺未遂患者の看護介入の第一優先は、生命の保持である（Stuart & Sundeen, 1983）ことからして、この構えは必須であると考えられる。

　自殺未遂患者の意識レベルが徐々に改善し、患者が現在の自分の置かれている状況を認識してくると、精神的な問題への具体的な対応の必要性が表面化する（清水・吉田, 2006）。このような状況下で、看護師は「患者が意識回復後に不穏になった場合の対応を考える」「患者の現状の理解度に合わせて、患者に対して状況説明を行なう」「患者に確認して、面会の調整をする」「患者との関わり方を考えるために、家族から情報を得る」「患者が一日のリズムをつけられるように関わる」「患者が落ち着いて休めるように静かな環境を整備する」「患者が精神的なフォローを受けられるように、精神科受診を勧める」といった、患者の心身の安定を図ろうとする構えを形成すると考えられる。

　「患者と家族との関係性を把握しようとする」「患者の周囲にいる人々の思いに対応する」は、患者を取り巻く人的環境への関わりを志向しているものと考えられる。自殺未遂や既遂が1件生じると、強い絆のあった人が最低でも5人は心理的な打撃を受けるという推計がある（高橋, 2006）。患者の自殺

未遂が患者の家族や周囲の人々へ与えた影響を把握しようとすることは、彼らへの援助を考慮する上で重要である。

3）【行く末への気がかり】

17項目で構成され、十分な内的整合性が確認された。

「死のうと思ったのに死ぬことができず、患者はこれからどう生きていくのか、気がかりである」「患者は立ち直ることができるか、気がかりである」「周囲の人々が気づいていたら、自殺を予防できたはずだ」「患者をサポートしてくれる人物がいたのか気になる」「相談できる人がいれば、患者は自殺行為には至らなかったと思う」「自殺企図の原因は社会の構造にあると思う」「退院後に患者をサポートする人がいるのか、気がかりである」「患者は周囲との関係が希薄になっている」は、患者の今後の生活に対する懸念を表わしていると考えられる。単に存在し、人間関係をもっているというだけでは自殺を防ぐことはできず、その関係の質的内容が考慮されなければならない（Stuart & Sundeen, 1983）。患者の再自殺を予防するために、患者を援助するという役割を家族や身近な人物が担えるか否かをアセスメントすることは重要である。

「入院中に生きる希望をみつけてほしい」「信用できる人に悩みを打ち明けるようにと、患者に話す」「次は自殺を試みないようにと、患者に話す」「患者には、自殺しようとする勇気・力があるのだから、必死に生きてほしい」は、患者の力を信頼し、人間的なメッセージや生命の尊さを伝えようとする構えであると考えられる。

「自殺方法を選択した理由が気になる」「患者が死のうとした理由が気がかりである」は、自殺の動機、すなわち患者が危機的状況に陥った事態への関心を表わしている。治療者は自殺行動を引き起こす可能性のあるストレスフルな出来事を明らかにする必要性があり、社会的な視点よりも個人的な視点からストレスを評価することが重要である（Aguilera, 1998）。とくに看護師は、患者の視点で自殺行動の背景にあるものを探ろうとする構えが必要であろう。

「身内や大切な人の死と、患者の自殺未遂とが重なり、辛くなる」「自分の身内が自殺しようとしたらどうしようと考える」「自殺しようと考えるなん

て、患者はかわいそうだ」は、看護師が患者との心理的距離を縮めている状況を表わしていると考えられる。自らに置き換えたり、自らの経験に結びつけたりして、患者の窮状を考えることで、より親身になって患者の将来を懸念していることが推察できる。

2. 看護師の自殺未遂患者に対する態度傾向

『両価的態度』『回避的態度』『接近的態度』の3分類は第1章と同様であるが、各群の人数比率は異なっていた。

1）『両価的態度』

本研究でも人数比率が最も大きく、43.9％を占めていた。『両価的態度』を示すということは、葛藤が生じていることを意味する。それでなくとも、救急医療の場はストレスに満ちており（高橋ら，2003）、看護師は強い緊張状態にあると考えられる。自殺未遂患者と接する際に生じる葛藤は看護師の緊張をさらに高め、精神的負担を増大させると考えられる。

2）『回避的態度』

本研究では人数比率で2番目に大きく、36.3％を占めていた。

Shneidman（1993）は、自殺は精神痛（psychache）から引き起こされると述べている。精神痛は本質的に心理的なものであり、強烈な恥辱、罪責、侮辱、孤独、恐怖、怒りなどに伴う痛みである。自殺未遂患者もこのような心理的状態にあると考えられるが、看護師の『回避的態度』は患者の心理的苦痛をさらに高める可能性がある。岸・黒澤（2001）も、自殺未遂患者に対する医療従事者のネガティブな態度が治療に悪影響を及ぼすことを指摘している。

救命救急センターで勤務する看護師には、疾患を問わず、重症度や緊急度が高い患者に対し迅速かつ適切に対応することが求められる。救命救急センターで勤務する看護師の自殺未遂患者に対する『回避的態度』には、彼らの置かれた厳しい職場環境が影響していると推測される。

3）『接近的態度』

本研究では人数比率が最小（19.8％）であった。

救命救急センターという緊迫した現場の雰囲気の中で、看護師が自殺未遂

患者に対して『接近的態度』を形成しにくくなっているという現状が推察される。しかし、患者にとって危機は脅威であると同時に好機でもある。危機にある人は、以前に使用していた既知の方法では問題を解決できないので、成長と変化の機会を与える新しい技術を学ぶ意欲をもったり、提案を受け入れやすくなったりする（Fortinash & Holoday-Worret, 2003）。危機の中にあるこのような好機の側面を逃さないために、看護師が自殺未遂患者に対して『接近的態度』を形成することは重要な課題であると考える。

4）態度傾向別の人数割合

態度傾向別の人数割合は、両価的態度＞回避的態度＞接近的態度であったが、これは第1章の結果（両価的態度＞接近的態度＞回避的態度）と異なる。対象となった看護師の背景に大差はない。例えば、看護経験年数の中央値は本章が9.3、第1章が8.8であり、救命救急センター経験年数の中央値は本章が3.3、第1章が3.8である。ゆえに、両研究の結果に違いが出たのは、看護師の背景の差異によるものとは考えがたい。

今回の研究は前回（第1章）の研究における課題を克服するために、調査対象を拡大し、態度の構成要素の程度によって態度傾向を同定するという方法を用いたのであった。そうして得られたのが、両価的態度＞回避的態度＞接近的態度という結果であった。したがって、こちらのほうが、救命救急センターの看護師の自殺未遂患者に対する全体的な態度傾向をより正しく反映しているものと考える。

3．本研究の限界と課題

本研究では質問紙に自殺未遂の定義を明記した。救急医療の場という特殊環境の中で患者の行動化の状況背景を明確化することは、環境的、時間的、身体因的制限があり困難である（伊藤, 2006）との指摘があるが、研究においては用語の定義は明確でなければならない。また、質問項目として第1章で得られた自殺未遂患者に対する態度に関する81のコードを用いたので、質問紙は内容的妥当性を有すると考えられる。さらに、全国の救命救急センターから無作為に標本を抽出し、63施設、看護師906名の分析対象者を得たので、研究結果の信頼性は十分に高いと思われる。

しかし、本研究で用いた態度の測定用具は、項目数が多いため実用性には難がある。項目を精選した測定用具を作成し、信頼性や妥当性を検討することが今後の課題である。

VI. 結　論

看護師の自殺未遂患者に対する態度の構成要素は【自殺行動の否定】(17項目)、【危機への関わり】(14項目)、【行く末への気がかり】(17項目) であり、Cronbachのα係数は順に.91、.87、.85と十分な内的整合性が確認された。

【自殺行動の否定】と【危機への関わり】、【自殺行動の否定】と【行く末への気がかり】が有意な弱い負の相関、【危機への関わり】と【行く末への気がかり】が有意な比較的強い正の相関を認めた。

看護師の自殺未遂患者に対する態度傾向は、『両価的態度』『回避的態度』『接近的態度』の3つに分けられ、人数比率は『両価的態度』が最も大きく、次いで『回避的態度』『接近的態度』の順であった。いずれの群間においても有意差を認めた。

態度傾向と看護師の背景には関連や差を認めなかった。

付記：本稿は、2008年度大阪府立大学大学院看護学研究科に提出した修士論文をもとにまとめたものである。その要旨は、日本精神保健看護学会第19回学術集会で報告し、同学会誌に掲載された*。
*瓜﨑貴雄, 桑名行雄（2010）：救命救急センターで勤務する看護師の自殺未遂患者に対する態度；構成要素と傾向についての量的研究, 日本精神保健看護学会誌, 19(1), 23-33.

●文　献

1) Aguilera, D.C. (1998): Crisis intervention; Theory and methodology (8th ed.), Mosby, St.Louis.
2) Fortinash, K.M., Holoday-Worret, P.A. (2003): Psychiatric nursing care plans (4th ed.), Mosby, St.Louis, London.
3) 保坂正昭（1991）：救急医療センターでの自殺未遂者の精神面への対応, 救急医学, 15(6), 685-688.
4) 伊藤敬雄（2006）：救急医療と自傷, こころの科学, 127, 24-29.
5) 岸泰宏, 黒澤尚（2001）：自殺企図者の再企図予防, 救急医学, 25(8), 951-954.

6) 古谷野亘 (1988)：数学が苦手な人のための多変量解析ガイド；調査データのまとめかた, 川島書店, 東京.
7) 中山秀紀, 大塚耕太郎, 酒井明夫, 他 (2006)：岩手県高度救命救急センターにおける自殺未遂患者の横断的調査；通院状況を考慮した自殺予防, 精神医学, 48(2), 119-126.
8) 小塩真司, 西口利文編著 (2007)：質問紙調査の手順, ナカニシヤ出版, 京都.
9) 清水明美, 吉田葉子 (2006)：急性薬物中毒で搬送された患者の看護；救命救急の場における看護師の役割とは何か, EMERGENCY CARE, 19(10), 989-995.
10) Shneidman, E.S. (1993)：Suicide as psychache；A clinical approach to self-destructive behavior, Jason Aronson, Northvale, New Jersey. ／高橋祥友訳 (2005)：シュナイドマンの自殺学；自己破壊行動に対する臨床的アプローチ, 金剛出版, 東京.
11) Stuart, G.W., Sundeen, S.J. (1983)：Principles and practice of psychiatric nursing, Mosby, St.Louis. ／樋口康子, 稲岡文昭, 南裕子監修 (1986)：新臨床看護学大系, 精神看護学Ⅰ, 医学書院, 東京.
12) 高橋章子, 舘山光子, 長谷川陽子, 斉藤理代 (2003)：救急看護師の役割と必要な能力に関する研究, 北海道医療大学看護福祉学部紀要, 10, 111-120.
13) 高橋祥友 (1995)：自殺未遂者の治療, こころの科学, 63, 81-86.
14) 高橋祥友 (2006)：自殺の危険の高い患者に対する精神療法, 精神療法, 32(5), 534-540.
15) 続有恒, 村上英治編著 (1975)：質問紙調査, 東京大学出版会, 東京.

第3章

三次救急医療に従事する看護師の自殺未遂患者に対する態度と看護経験の関連
看護師の自殺未遂患者に対する態度尺度を用いた調査研究

I．研究の背景

　第2章で得られた態度の構成要素は、患者に対する憤りと患者の自殺行動に対する不信感や困惑を表わす【自殺行動の否定】(17項目)、生命を守ることへの関心と危機への介入を表わす【危機への関わり】(14項目)、患者の将来への懸念や患者を取り巻く環境への関心を表わす【行く末への気がかり】(17項目) であった。また、看護師の態度傾向は、自殺未遂患者に対する肯定的な構えと否定的な構えを同時に形成している『両価的態度』が最も多くを占めた (43.9％)。『回避的態度』がそれに次ぎ (36.3％)、『接近的態度』は最も少なかった (19.8％)。態度傾向と看護師の背景には関連や差を認めなかった。

　これは、全国の救命救急センターから無作為に標本を抽出し、63施設で勤務する看護師906名を分析対象とした結果であり、信頼性の高い結果を導き出せたと考えられる。しかし、態度の測定用具の項目数が多いため、実用

性には難がある。そこで、第2章で示した態度の構成要素を活かし、さらに項目を精選した測定用具を作成し、信頼性や妥当性を検討した上で実用に適した態度尺度として提案したい。

これまで、自殺（自殺未遂）、自殺者（自殺未遂者）に対する態度を測定する研究が行なわれてきたが、項目数が多く因子が重複する項目があり解釈がむずかしい（Dominoら, 1982）、信頼性や妥当性に課題がある（Suokas & Lönnqvist, 1989、Samuelssonら, 1997、Botegaら, 2005）、因子分析が行なわれていない（Anderson, 1997、福田ら, 2006）など、いずれも検討の余地を残している。

態度尺度を利用することで、看護師の態度と他の属性（背景）や心理学的な概念との関係性を、客観的なデータをもとに検討することが可能になる。第2章の研究では態度傾向と看護師の背景との関連に注目したが、本章では新たに作成した態度尺度を用いて、態度傾向と看護経験（救命救急センター以外の部署の経験の有無、救命救急センターでの経験年数）との関連についてさらに検討を深めたいと考えた。

三次救急医療施設（救命救急センター）に新卒で入職した看護師は、救急看護特有の知識・技術における自信の上に患者中心の看護を洗練し能力を発展させていく（舘山・髙橋, 2007）。しかし、他分野の経験のある看護師の成長過程は多少異なっているようにも思われる。この相違が自殺未遂患者に対する態度傾向に影響しているかもしれない。それを確かめたい。

Ⅱ. 研究目的

我が国で簡便に使用できる看護師の自殺未遂患者に対する態度尺度（The Nurse's Attitude Scale for Suicide Attempters ; NASSA）を作成し、信頼性と妥当性を検討する（研究A）。

三次救急医療に従事する看護師の看護経験と自殺未遂患者に対する態度との関連を検討する（研究B）。

III. 研究A
看護師の自殺未遂患者に対する態度尺度の作成および信頼性・妥当性の検討

1. 看護師の自殺未遂患者に対する態度尺度（質問紙）の作成

　第2章で得られた態度の構成要素（47–51頁、表2-2）をもとに、回答者の負荷を少なくし、答えやすく実用的な尺度の作成をめざして検討した。

　高い因子負荷量をもつ項目と、因子名を適切に表わしていると考えらえる項目を精選し、以下の項目を**看護師の自殺未遂患者に対する態度尺度**（The Nurse's Attitude Scale for Suicide Attempters ; NASSA）の原案として選択した。

【自殺行動の否定】より3項目
① 患者は自分で自分を傷つけているのに、援助を求めてくることが腹立たしい
② 自殺未遂を繰り返されると腹立たしい
③ 患者を冷ややかな目でみる

【危機への関わり】より5項目
① 患者の現状の理解度に合わせて、患者に対して状況説明を行なう
② 患者から目を離さないようにする
③ 患者が一日のリズムをつけられるように関わる
④ 入院中の患者が再び自殺を試みないようにする手立てを考える
⑤ 患者が落ち着いて休めるように静かな環境を整備する

【行く末への気がかり】より3項目
① 死のうと思ったのに死ぬことができず、患者はこれからどう生きていくのか、気がかりである
② 患者は立ち直ることができるか、気がかりである
③ 退院後に患者をサポートする人がいるのか、気がかりである

　これらについて確認的因子分析を行なったところ、適合度はGFI＝.951、AGFI＝.922、RMSEA＝.076であり、許容できる値を示した（図3-1）。

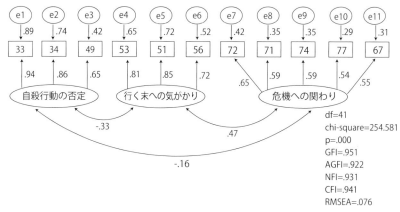

図 3-1　態度の確認的因子分析結果

Cronbach の α 係数は【自殺行動の否定】.85、【行く末への気がかり】.83、【危機への関わり】.71 と十分な値を示した。

なお、尺度の評定（質問紙の回答形式）は、「全く当てはまらない」1点～「非常に当てはまる」7点の7件法とした。

2. 本研究で使用した質問紙

本研究では、上記の NASSA 原案と、共感経験尺度改訂版（Empathic Experience Scale Revised；EESR）（角田，1994）で構成された質問紙を使用して調査を実施している。

EESR は、共有経験尺度（Scale of Sharing Experience；SSE）と共有不全経験尺度（Scale of Insufficient Sharing Experience；SISE）の2因子から成る信頼性と妥当性が確認された尺度である。共有経験尺度（SSE）は他者の感情体験に対する共感を表わすもので、「悲しんでいる相手の気持ちを感じとろうとして、自分もその人の悲しさを経験したことがある」「相手が何かを期待しているときに、そのわくわくした気持ちを感じとったことがある」などの10項目、共有不全経験尺度（SISE）は、他者に共感できない経験から個別性の認識が高まることを表わすもので、「相手が何かに腹を立てていても、自分はその人の怒りがぴんとこなかったことがある」「相手が何かに

苦しんでいても、自分はその苦しさを感じなかったことがある」などの 10 項目である。

EESR は、各下位尺度の中央値を用いて共感性の高い順に「両向型」「共有型」「不全型」「両貧型」に類型化できる。

回答形式は 7 件法（「まったくあてはまらない」0 点〜「とてもあてはまる」6 点）とし、各回答を 0 〜 6 点に得点化した。

質問紙には自殺未遂の定義を明記した。

3. 質問紙調査の実施

全国の救命救急センター全 216 施設（2009 年 4 月現在）から 100 施設を無作為抽出し協力を依頼した。受諾を得た 41 施設の看護師 1,105 名を対象とし、郵送法による留置き式質問紙調査を実施した。調査期間は 2009 年 6 月〜 9 月であった。

4. 調査結果に対する仮説の設定　態度と共感性の関連

角田（1991, 1994）は、共感とは「能動的また想像的に他者の立場に自分を置くことで、自分とは異なる存在である他者の感情を体験すること」であるが、とくに強調されるべき点は「自分とは異なる存在である他者」にあると考えている。すなわち、自己と他者の個別性の認識が確立されていることによって、共有体験が他者理解につながるととらえる。そして、共感類型については次のようにとらえる。

「両向型」は SSE と SISE の両面が高く、自他を独立した存在としてとらえることができ、共感性は最も高い。

「共有型」は SSE のみが高く、個別性の認識は低く、共有体験を自己に引きつけてしまう未熟な共感である。

「不全型」は SISE のみが高く、他者との共有体験は得られにくく、対人世界への信頼感が低い。

「両貧型」は SSE と SISE の両面が低く、対人関係そのものが弱く、共感性は最も低い。

以上の考え方を受け入れた上で、看護師の自殺未遂患者に対する態度と共感性の関連について、以下の仮説を設定した。

仮説1——共有経験尺度（SSE）は、【自殺行動の否定】とは負の関係を、【行く末への気がかり】と【危機への関わり】とは正の関係を示す。

仮説2—— 共有不全経験尺度（SISE）は、【自殺行動の否定】とは正の関係を、【行く末への気がかり】と【危機への関わり】とは負の関係を示す。

仮説3—— 共感性の高い者は、【自殺行動の否定】が低く【行く末への気がかり】が高いが、共感性の低い者は反対の結果を示す。

仮説4—— 【危機への関わり】は看護師の役割を表しているので、共感類型での大きな差異はない。

5. 調査結果の分析

調査結果の分析には、統計解析ソフトの SPSS 17.0 と Amos 17.0 を用いた。NASSA は確認的因子分析により、因子的妥当性と交差妥当性を検討した。また、探索的因子分析（主因子法・Varimax 回転）で EESR の因子構造を確認した後、共感性と態度との関連を明らかにすることにより、構成概念妥当性を検討した。

仮説1、仮説2は Pearson の積率相関を用いて検証した。

仮説3、仮説4は、共感類型における態度下位尺度得点（平均得点）を分散分析により比較して検証した。なお、多重比較には TukeyHSD 法（$p<.05$）を用いた。

6. 倫理的配慮

関西大学心理学研究科研究・教育倫理委員会の承認を得た。研究協力の依頼書や質問紙には、研究協力を拒否しても不利益を一切被らないこと、質問紙は量的に分析するため、結果の公表に際して個人や所属組織が特定されないことを明記した。質問紙の回収をもって、研究協力の承諾が得られたと判断した。また、EESR の作成者に使用の許可を得た。

7. 結果と考察

質問紙は 41 施設 949 名から回収した（回収率 85.6％）が、欠損値のない 601 名を分析対象とした。

1) 分析対象者の背景

　分析対象者601名の内訳は、男性63名（10.5％）、女性538名（89.5％）であった。年齢の中央値は32.0、範囲は37.0（最小値22.0、最大値59.0）であった。

　看護経験年数の中央値は10.0、範囲は37.7（最小値0.3、最大値38.0）であり、救命救急センター経験年数の中央値は3.3、範囲は29.4（最小値0.1、最大値29.5）であった。

　救命救急センター以外での看護経験がある者は465名（77.4％）、ない者は136名（22.6％）であった。

2) 因子的妥当性と交差妥当性の検討

　NASSAの確認的因子分析の結果、適合度はGFI＝.953、AGFI＝.925、RMSEA＝.072であった。したがって、第2章の結果から作成されたこの3因子モデルは、観測された本研究データとほぼ適合していたと言え、因子的妥当性が確認された。また、本研究の標本においても概ね安定した3因子構造が認められたため、交差妥当性が確認された。Cronbachのα係数は【自殺行動の否定】.83、【行く末への気がかり】.82、【危機への関わり】.63であり、ほぼ十分な値を示した。

3) 構成概念妥当性の検討

　探索的因子分析により、EESRの因子構造が角田（1994）と同様であることを確認した（Cronbachのα係数＝SSE.87、SISE.87）。

　NASSAの下位尺度とEESRの下位尺度の相関を表3-1に示す。

　SSEは、【自殺行動の否定】と有意な弱い負の相関（$r=-.14, p<.01$）を、【行く末への気がかり】と【危機への関わり】とは有意な弱い正の相関（【行く末への気がかり】：$r=.31, p<.01$、【危機への関わり】：$r=.21, p<.01$）を認めた。

　SISEは、【自殺行動の否定】と有意な弱い正の相関（$r=.11, p<.01$）を、【行く末への気がかり】と【危機への関わり】とは有意な弱い負の相関（【行く末への気がかり】：$r=-.14, p<.01$、【危機への関わり】：$r=-.18, p<.01$）を認めた。

　以上から、仮説1、仮説2は支持された。

表 3-1 NASSA の下位尺度と EESR の下位尺度の因子間相関

	【自殺行動の否定】	【行く末への気がかり】	【危機への関わり】	SSE	SISE
【自殺行動の否定】	—	−.30**	−.09*	−.14**	.11**
【行く末への気がかり】		—	.44**	.31**	−.14**
【危機への関わり】			—	.21**	−.18**
SSE				—	.09*
SISE					—

*p<.05　**p<.01

表 3-2 共感類型別の NASSA 下位尺度得点の分散分析結果　　　　n = 601

共感類型（度数）	両向型（157）	共有型（143）	不全型（142）	両貧型（159）	F 値	多重比較
【自殺行動の否定】	3.97 1.34	3.74 1.29	4.34 1.27	4.04 1.18	5.35**	不全型＞共有型
【行く末への気がかり】	4.88 1.04	5.17 .97	4.41 1.14	4.61 1.05	14.02***	共有型＞不全型 ＝両貧型 両向型＞不全型
【危機への関わり】	5.04 .79	5.44 .74	4.91 .79	5.09 .77	12.63***	共有型＞両向型 ＝不全型 ＝両貧型

上段：平均値，下段：標準偏差　　　　**p<.01, ***p<.001

　分散分析、多重比較の結果を**表 3-2** に示す。
　【自殺行動の否定】は群間の得点差が有意であり（$F_{(3,597)}=5.35, p<.01$）、「不全型」が「共有型」よりも有意に得点が高かった。【行く末への気がかり】は群間の得点差が有意であり（$F_{(3,597)}=14.02, p<.001$）、「共有型」が「不全型」「両貧型」よりも有意に得点が高く、「両向型」が「不全型」よりも有意に得点が高かった。
　以上から、仮説 3 は概ね支持されたと言える。
　【危機への関わり】は群間の得点差が有意であり（$F_{(3,597)}=12.63, p<.001$）、「共有型」が「両向型」「不全型」「両貧型」よりも有意に得点が高かった。「共有型」は個別性の認識が低い未熟な共感であり対象に没入する傾向があるた

め、他よりも得点が高かったと推察される。「両向型」「不全型」「両貧型」には差異がなかった。

以上から、仮説 4 は概ね支持されたと言える。

IV. 研究 B
三次救急医療に従事する看護師の自殺未遂患者に対する態度と看護経験の関連

1. 分析対象と分析方法

第 2 章および研究 A の有効回答を加算した 104 施設の看護師 1,507 名を分析対象とした。分析には統計解析ソフトの SPSS 17.0 と Amos 17.0 を用いた。

NASSA について探索的・確認的因子分析を行ない、因子構造とモデル適合度を改めて確認した。救命救急センター以外の部署の経験の有無と救命救急センター経験年数を独立変数、NASSA 下位尺度得点（平均得点）を従属変数とした 2 要因の分散分析と、多重比較には TukeyHSD 法（$p<.05$）を用いた。

2. 結果と考察

1）分析対象者の背景

分析対象者の内訳は男性 149 名（9.9％）、女性 1,358 名（90.1％）であった。年齢の中央値は 32.0、範囲は 39.0（最小値 20.0、最大値 59.0）であった。

看護経験年数の中央値は 10.0、範囲は 37.7（最小値 0.3、最大値 38.0）であり、救命救急センター経験年数の中央値は 3.3、範囲は 29.4（最小値 0.1、最大値 29.5）であった。

救命救急センター以外での看護経験がある者は 1,150 名（76.3％）、ない者は 357 名（23.7％）であった。

2）NASSA の探索的・確認的因子分析

探索的因子分析（主因子法・Promax 回転）の結果、研究 A と同様の因子構造が得られた（表 3-3）。なお、回転前の 3 因子の累積寄与率は 61.6

表 3-3　NASSA の探索的因子分析結果　　　　　　　　　　　　　　　　　　n = 1507

		M	SD	I	II	III
【自殺行動の否定】	・患者は自分で自分を傷つけているのに、援助を求めてくることが腹立たしい	4.17	1.50	.92	.04	.00
	・自殺未遂を繰り返されると腹立たしい	4.52	1.48	.81	.04	.03
	・患者を冷ややかな目でみる	3.50	1.38	.67	−.11	−.02
【行く末への気がかり】	・死のうと思ったのに死ぬことができず、患者はこれからどう生きていくのか、気がかりである	4.43	1.31	.01	.85	−.10
	・患者は立ち直ることができるか、気がかりである	4.51	1.23	.00	.82	.00
	・退院後に患者をサポートする人がいるのか、気がかりである	5.06	1.19	−.02	.66	.15
【危機への関わり】	・患者が一日のリズムをつけられるように関わる	4.76	1.42	−.03	−.06	.62
	・患者の現状の理解度に合わせて、患者に対して状況説明を行なう	5.30	1.01	.06	−.04	.58
	・患者から目を離さないようにする	5.83	.99	.04	.00	.54
	・入院中の患者が再び自殺を試みないようにする手立てを考える	5.09	1.42	−.03	.05	.51
	・患者が落ち着いて休めるように静かな環境を整備する	5.06	1.13	−.05	.06	.51

因子間相関	I	II	III
I	−	−.37	−.15
II		−	.50
III			−

M：平均値, SD：標準偏差／平均値、標準偏差は、「全く当てはまらない」を1点、「あまり当てはまらない」を2点、「どちらかといえば当てはまらない」を3点、「どちらともいえない」を4点、「どちらかといえば当てはまる」を5点、「かなり当てはまる」を6点、「非常に当てはまる」を7点として算出した値を示した。

%であった。確認的因子分析の結果、適合度は GFI=.965、AGFI=.943、RMSEA=.066 であり、許容できる値を示した。Cronbach の α 係数は【自殺行動の否定】.84、【行く末への気がかり】.83、【危機への関わり】.68 と、ほぼ十分な値を示した。

3）看護経験と自殺未遂患者に対する態度との関連

看護経験は救命救急センター以外での看護経験の有・無の2水準、救命救急センター経験年数は中央値を用いた短（3.3年未満）・長（3.3年以上）の2水準を独立変数とした。2要因の分散分析の結果を表3-4に示す。

【自殺行動の否定】は経験年数の主効果が有意であり（$F_{(1,1503)}$=3.92,

表 3-4 看護経験と救命救急センター経験年数による NASSA 下位尺度得点の分散分析結果

n = 1507

看護経験	救命以外あり		救命以外なし		主効果（F 値）		交互作用
経験年数 （度数）	短 (583)	長 (567)	短 (151)	長 (206)	看護経験	経験年数	（F 値）
【自殺行動の否定】	4.00 1.25	4.17 1.24	3.92 1.35	4.06 1.30	1.44	3.92*	.03
【行く末への気がかり】	4.70 1.08	4.62 1.06	4.78 1.00	4.62 1.13	.33	3.29†	.46
【危機への関わり】	5.10 .81	5.25 .80	5.16 .75	5.42 .74	17.29***	5.39*	1.07

上段：平均値，下段：標準偏差　　†.05<p<.10, *p<.05, ***p<.001

p<.05)、経験年数長群は、短群よりも得点が有意に高かった。経験年数が短い時は救急看護特有の知識や技術の獲得に必死であるために否定的態度は形成されにくいが、経験年数が長くなると知識や技術を身につけ実践できるようになるため、緊張が幾分か和らいだその間隙に、自殺未遂患者との関わりにおける問題が立ち現われてくると推察される。広常（1994）は、自ら生を終わらしめんとする自殺という行為は、われわれ（医療関係者）の存在基盤を根底から揺るがしかねないと述べている。経験年数長群に否定的態度が強いのは、看護師としてのアイデンティティの揺らぎが影響しているものと思われる。

【行く末への気がかり】は経験年数の主効果が有意な傾向があり（$F_{(1,1503)}=3.29$, .05<p<.10）、経験年数短群は、長群よりも得点が高い傾向にあった。自殺未遂患者は救命救急センターでの治療歴がある可能性が高く、看護師が過去に看護した経験のある患者を再び看護するといったことが起こり得る。経験年数が長くなると、こういった経験が増すために看護師が無力感を感じ、患者の予後に思いを馳せる態度が弱まると推察される。

【危機への関わり】は経験年数の主効果が有意であり（$F_{(1,1503)}=5.39$, p<.05)、経験年数長群は、短群よりも得点が有意に高かった。また、看護経験の主効果が有意であり（$F_{(1,1503)}=17.29$, p<.001)、看護経験のない群が、

ある群よりも得点が有意に高かった。経験年数の長短による差異には、看護師としての能力の程度が影響していると考えられる。長期になると、救急看護特有の知識や技術を身につけ実践が可能になるので、危機介入への態度が強まると推察される。一方、看護経験の有無による差異には、救急看護に対する意欲の程度が影響していると考えられる。救命救急センター以外での看護経験のある者は人事異動など自らの意思にそぐわない形で救急医療に携わることになった者が含まれている可能性があるが、看護経験のない者は就職先を決定する段階で救命救急センターを志望した者が含まれているため、後者には救急看護に対する意欲が高い者が多いと推察される。

V. 研究成果の確認と考察補遺

1. 看護師の自殺未遂患者に対する態度尺度（NASSA）

NASSA (The Nurse's Attitude Scale for Suicide Attempters) を原案どおり確定した（表3-5）。研究A、研究Bの結果、Cronbachのα係数は【自殺行動の否定】が.83〜.85、【行く末への気がかり】が.82〜.83、【危機への関わり】が.63〜.71であり、本尺度は最低限の内的整合性を備えていると言える。また、研究Aで因子的妥当性、交差妥当性、構成概念妥当性が確認されており、本尺度は一定程度の信頼性と妥当性を有すると言える。

表3-6にNASSAの記述統計量を示した。本尺度を用いて研究を行なった際はこの数値を参照されたい。第Ⅰ因子【自殺行動の否定】（3項目）は否定的な態度を表す因子であり、第Ⅱ因子【行く末への気がかり】（3項目）と第Ⅲ因子【危機への関わり】（5項目）は、肯定的な態度を表わす因子である。そこで、第Ⅰ因子を逆転項目として扱い、NASSA全体（11項目）で態度を測定できるように操作を行なった。すなわち、NASSAの得点が大きければ態度は肯定的（積極的）、NASSAの得点が小さければ態度は否定的（消極的）と評価することができる。それぞれの得点範囲は、第Ⅰ因子【自殺行動の否定】と第Ⅱ因子【行く末への気がかり】が3.00〜21.00、第Ⅲ因子【危機への関わり】が5.00〜35.00、NASSA合計は11.00〜77.00となる。

本尺度は、例えば、救命救急センターの看護師に対して自殺未遂患者の看護に関連した教育的関わりを行なった際の評価指標の一つとして利用でき

● 看護師の自殺未遂患者に対する態度尺度を用いた調査研究

表 3-5 看護師の自殺未遂患者に対する態度尺度（The Nurse's Attitude Scale for Suicide Attempters；NASSA）

自殺未遂患者に対して、感じること、考えること、行動しようとすることについてお聞きします。次の1から11までの各項目に、あなたはどの程度当てはまりますか。「全く当てはまらない：1」から「非常に当てはまる：7」までのうち、最も当てはまると思う数字に1つ○をつけて下さい。
なお、ここでは、自殺未遂を「自殺とはどういう行為かを知っている者が、自らの意思で死を求め、自らの命を絶とうとしたが遂行できなかったこと」と定義します。

	全く当てはまらない	あまり当てはまらない	どちらかといえば当てはまらない	どちらともいえない	どちらかといえば当てはまる	かなり当てはまる	非常に当てはまる
《質問項目》							
1. 死のうと思ったのに死ぬことができず、患者はこれからどう生きていくのか、気がかりである	1	2	3	4	5	6	7
2. 患者は立ち直ることができるか、気がかりである	1	2	3	4	5	6	7
3. 退院後に患者をサポートする人がいるのか、気がかりである	1	2	3	4	5	6	7
4. 患者は自分で自分を傷つけているのに、援助を求めてくることが腹立たしい	1	2	3	4	5	6	7
5. 自殺未遂を繰り返されると腹立たしい	1	2	3	4	5	6	7
6. 患者を冷ややかな目でみる	1	2	3	4	5	6	7
7. 患者が一日のリズムをつけられるように関わる	1	2	3	4	5	6	7
8. 患者が落ち着いて休めるように静かな環境を整備する	1	2	3	4	5	6	7
9. 入院中の患者が再び自殺を試みないようにする手立てを考える	1	2	3	4	5	6	7
10. 患者の現状の理解度に合わせて、患者に対して状況説明を行なう	1	2	3	4	5	6	7
11. 患者から目を離さないようにする	1	2	3	4	5	6	7

質問項目は以上です。お忙しいところ御協力いただきありがとうございました。

第 3 章　三次救急医療に従事する看護師の自殺未遂患者に対する態度と看護経験の関連

表 3-6　NASSA の記述統計量　　　　　　　　　　　　　　　　　　　　　n = 1507

	平均値	標準偏差	中央値	最小値・最大値	第1四分位数	第3四分位数	歪度	尖度
【自殺行動の否定】*	11.80	3.79	12.00	3.00・21.00	9.00	14.00	.236	−.006
【行く末への気がかり】	14.00	3.21	14.00	3.00・21.00	12.00	16.00	−.681	.897
【危機への関わり】	26.04	3.99	26.00	9.00・35.00	23.00	29.00	−.272	.086
合計	51.85	7.88	52.00	16.00・75.00	47.00	57.00	−.209	.857

* 逆転項目として処理

るであろう。

　本尺度の項目の作成は、救命救急センターで勤務する看護師を対象とした研究にもとづくものであるが、分析対象者の背景をみると、救命救急センター以外での看護経験がある者の割合が第 1 章では 68.2％であり、第 2 章では 75.6％を占めていた。同割合は研究 A でも 77.4％を占めることから、本尺度は救急医療に従事する看護師だけでなく、他分野で勤務する看護師全般を対象として使用することも可能であると考えられる。

2.　看護師の態度が自殺未遂患者に及ぼす影響

　救命救急センター以外での看護経験のない者のほうが、ある者よりも【危機への関わり】が強いことが明らかとなった。また、経験年数が長くなると、【危機への関わり】は強まるが、【自殺行動の否定】が強まり、【行く末への気がかり】が弱まることが明らかとなった。

　自殺未遂患者に対する否定的な態度が強まり、肯定的な態度が弱まることは、看護師の態度がコミュニケーションを通して患者に伝わる可能性があることを考えると、大きな問題である。菅野（1987）は、相手に対するノンバーバルなはたらきかけ、たとえば、相手の話を聞く時の表情、姿勢、しぐさ、うなずきなどが、相手の行動を励ましたりすることもあれば、逆に相手の気持ちを意気消沈させもすると指摘している。看護師の否定的態度は患者に対

していかに作用するであろうか。

　心理学の分野では、たとえば、中田（2001）はエンカウンター・グループのファシリテーターの否定的自己開示がメンバーに新たな気づきや関わりを示す深いコミュニケーションを喚起したことを報告しているが、これが効果をもつのはそれまでのやりとりによって、それが行なわれても不自然でない雰囲気がある場合である。救急医療の場では、自殺未遂患者が意思疎通を図れる意識状態にあっても、看護師は業務の忙しさや交替勤務のために患者とゆっくり関われず、関係性を築きにくい。そのため、看護師の否定的態度が患者に有益に作用する雰囲気は作られにくく、患者に負の作用をもたらす可能性が高いと考えられる。Maltsberger（1986）は、自殺に密接に関連する状態として、深い孤独感、無価値感、極度の怒りを挙げているが、看護師の否定的態度が患者に伝わった時、患者はこれらの感情を強めるであろう。反対に、看護師の肯定的態度は患者の孤独感、無価値感、怒りを和らげるように作用するはずである。それは患者の生きようとする気持ちを高める看護師の基本姿勢でなければならない。

3. 本研究の限界と課題

　本研究により、経験年数の長い看護師のほうが、短い看護師よりも自殺未遂患者に対して否定的な態度を示すことが明らかとなった。しかし、なぜ経験年数を経るにしたがい態度が否定的になっていくのか、態度変容の過程については詳細を明らかにできていない。第5章でそれを追究する。

　また、NASSAを用いて看護師の自殺未遂患者に対する態度を測定し看護師の心理的特性など他概念との関係性を検討することも今後の課題である。

VI. 結論

　看護師の自殺未遂患者に対する態度を測定する、3因子11項目（【自殺行動の否定】3項目、【行く末への気がかり】3項目、【危機への関わり】5項目）から成る看護師の自殺未遂患者に対する態度尺度（The Nurse's Attitude Scale for Suicide Attempters；NASSA）を作成し、Cronbachのα係数による内的整合性と、因子的妥当性、交叉妥当性、共感性との構成概念妥当性を確認した。

NASSAの得点は、救命救急センターでの経験年数が長い（約3年以上）者は【自殺行動の否定】【危機への関わり】が高く、救命救急センターでの経験年数が短い（約3年未満）者は【行く末への気がかり】が高い傾向にある。また、救命救急センター以外の部署の経験がない者は【危機への関わり】が高い。

付記：本稿は、自殺予防と危機介入（日本自殺予防学会）に掲載された論文*に加筆、修正を加えてまとめたものである。
*瓜﨑貴雄（2010）：三次救急医療に従事する看護師の看護経験と自殺未遂患者に対する態度との関連；尺度作成と信頼性・妥当性の検討,自殺予防と危機介入,30(1),55-62.

●文献

1) Anderson, M.（1997）: Nurses' attitudes towards suicidal behavior; A comparative study of community mental health nurses and nurses working in an accidents and emergency department, Journal of Advanced Nursing, 25(6), 1283-1291.
2) Botega, N.J., Reginato, D.G., da Silva, S.V., et al.（2005）: Nursing personnel attitudes towards suicide; The development of a measure scale, Revista Brasileira de Psiquiatria, 27(4), 315-318.
3) Domino,G., Moore,D., Westlake, L., Gibson, L.（1982）: Attitudes toward suicide; A factor analytic approach, Journal of Clinical Psychology, 38(2),257-262.
4) 福田紀子，石川崇子，久保まゆみ，石守久美子（2006）：救命救急センターに入院している自殺企図患者に対する看護師の認識や態度，日本看護学会誌，15(2), 15-24.
5) 広常秀人（1994）：自殺未遂；生命の否定と救急医のジレンマを乗り越える，救急医学, 18(13), 1799-1801.
6) 角田豊（1991）：共感経験尺度の作成，京都大学教育学部紀要, 37, 248-258.
7) 角田豊（1994）：共感経験尺度改訂版（EESR）の作成と共感性の類型化の試み，教育心理学研究, 42(2), 193-200.
8) 菅野純（1987）：心理臨床におけるノンバーバル・コミュニケーション．春木豊編著：心理臨床のノンバーバル・コミュニケーション, 45-94, 川島書店, 東京.
9) Maltsberger, J. T.（1986）: Suicide risk; the formulation of clinical judgment, New York University Press, New York.／高橋祥友訳（1994）：自殺の精神分析；臨床的判断の精神力動的定式化, 星和書店, 東京.
10) 中田行重（2001）：ファシリテーターの否定的自己開示，心理臨床学研究, 19(3), 209-219.

11）中山秀紀，大塚耕太郎，酒井明夫，他（2006）：岩手県高度救命救急センターにおける自殺未遂患者の横断的調査；通院状況を考慮した自殺予防，精神医学，48(2), 119-126.
12) Samuelsson, M., Asberg, M., & Gustavsson, J. P. (1997) : Attitudes of psychiatric nursing personnel towards patients who have attempted suicide, Acta Psychiatrica Scandinavica, 95(3),222-230.
13) Suokas, J. & Lönnqvist, J. (1989) : Work stress has negative effects on the attitudes of emergency personnel towards patients who attempt suicide, Acta Psychiatrica Scandinavica, 79(5), 474-480.
14）舘山光子，高橋章子（2007）：救急看護師の役割と能力に関する研究；三次救急医療施設における新卒看護師の能力獲得の特色，日本救急看護学会雑誌，8(2), 58-66.

第4章

看護師の自殺未遂患者に対する態度と精神健康度・共感性の関連
三次救急医療に従事する看護師を対象とした質問紙調査

I. 研究の背景

　前章で作成した看護師の自殺未遂患者に対する態度の測定用具NASSA (The Nurse's Attitude Scale for Suicide Attempters) を用いて、看護師の自殺未遂患者に対する態度を測定し、看護師の精神健康度や共感性との関連を検討する。

　看護師が精神的に健康であることは、看護サービスの質を維持するために必要な条件である（久保ら, 1994、山岸, 2001、Kawano, 2008）。また、「医療行為において患者と医療者のコミュニケーションを支えている基本的な能力は他者に「共感」できる能力である」（北内, 2008）と言われているが、それも精神的に健康でなければ十分に発揮できないであろう。したがって、自殺未遂患者を看護するには、看護師が良好な精神健康状態を保ち、共感能力をもつことが重要であると言える。

ところが、救急医療に従事する看護師は、疾患を問わず、重症度や緊急度が高い患者への迅速かつ適切な対応が求められるため、精神的に疲弊しやすいと推察され、そのことが自殺未遂患者に対する態度に影響している可能性がある。看護師の自殺未遂者に対する態度と精神健康度・共感性の関連を明らかにすることは、自殺未遂患者に対する看護の質を向上するための手立てとして看護師の精神健康度を高め、共感能力の向上を期す心理的支援の必要性を根拠づけることになるであろう。

Ⅱ．研究目的

1. 三次救急医療に従事する看護師の精神健康度を明らかにする。
2. 自殺未遂患者に対する態度と精神健康度・共感性の関連を明らかにする。

Ⅲ．研究方法

1．調査対象

全国の救命救急センター216施設（2009年4月現在）から100施設を無作為抽出し、協力を依頼した。受諾を得た41施設の看護師1,105名を対象として質問紙調査を実施し、41施設949名から回答を得た（回収率85.6％）。このうち、欠損値のない601名（有効回答率63.3％）を分析対象とした。

2．調査方法

質問紙調査を郵送法で実施した。受諾を得た施設に研究対象者の人数分の依頼書、質問紙と回収用封筒を送付した。研究対象者には、回答した質問紙を厳封後に所定の場所に提出するように求めた。2週間程度の留置き式とし、看護部長に対して、質問紙の配布と回収を依頼した。調査期間は2009年6月～9月であった。

3．質問紙の構成

質問Ⅰ：看護師の背景
性別、年齢、部署、看護経験（経験年数と救命救急センター以外での経験

の有無）、救命救急センター経験年数、勤務体制

質問Ⅱ：看護師の自殺未遂患者に対する態度

NASSA の 11 項目

質問Ⅲ：共感性

EESR（角田，1994）の共有経験尺度（SSE）10 項目と、共有不全経験尺度（SISE）10 項目の計 20 項目

質問Ⅳ：精神健康度

精神健康調査票（General Health Questionnaire ; GHQ）の短縮版である GHQ30（中川・大坊，1985）を用いた。GHQ30 は 6 因子（一般的疾患傾向、身体的症状、睡眠障害、社会的活動障害、不安と気分変調、希死念慮うつ傾向）各 5 項目、計 30 項目から成る。回答形式は 4 件法で，採点は下位 2 段階を 0 点，上位 2 段階を 1 点とする GHQ 法を用いた。

質問紙には自殺未遂の定義を明記した。

4. 分析方法

1）精神健康度

GHQ30 は GHQ 法によって採点し、中央値と範囲を算出した。GHQ30 の得点区分表に従って、合計得点の区分点を 6｜7 点とし、6 点以下を健常群、7 点以上を非健常群とした。また、因子別に得点を集計し、合計得点によって「症状なし」「軽度の症状」「中等度以上の症状」の 3 群に分類した（各因子における群分けの評価基準は表 4-1 を参照）。看護師の背景（性別、年齢、部署、看護経験年数、救命救急センター以外の看護経験、救命救急センター経験年数、勤務体制）を独立変数、精神健康度（GHQ 合計）を従属変数とした Mann-Whitney の U 検定または Kruskal Wallis 検定を用い、多重比較には全体の有意水準を 5％に維持するために Bonferroni の不等式を用いて有意水準を補正した Mann-Whitney の U 検定を用いて、関連を検討した。

2）自殺未遂患者に対する態度と精神健康度・共感性の関連

NASSA は探索的因子分析（主因子法・Promax 回転）を行ない、因子構造を確認した。Cronbach の α 係数を算出し各因子の内的整合性を検討した。

第 4 章　看護師の自殺未遂患者に対する態度と精神健康度・共感性の関連

表 4-1　精神健康度の因子別評価基準と健常／非健常の区分（GHQ30 の得点の合計）

	症状なし	軽度の症状	中等度以上の症状
一般的疾患傾向	0〜1	2	3〜5
身体的症状	0〜1	2	3〜5
睡眠障害	0〜1	2	3〜5
社会的活動障害	0	1〜2	3〜5
不安と気分変調	0〜1	2〜3	4〜5
希死念慮うつ傾向	0	1	2〜5
健常／非健常の区分（6 因子の得点の合計)	健常（症状なし）	非健常（症状あり)	
	0〜6	7 以上	

回帰法を用いて、各因子の因子得点を算出した。これらの因子得点を用いてクラスター分析を行ない、クラスター間の各因子得点を比較し、クラスターを命名した。次に、NASSA の因子得点を用いて得られたクラスターを独立変数とし、GHQ30 の下位尺度を従属変数とした Kruskal Wallis 検定、多重比較には全体の有意水準を 5％に維持するために Bonferroni の不等式を用いて有意水準を補正した Mann-Whitney の U 検定を用いて、関連を検討した。

EESR は探索的因子分析を行ない（主因子法・Varimax 回転）、因子構造を確認した。Cronbach の α 係数を算出し各因子の内的整合性を検討した。

共感類型に類型化した後、NASSA の因子得点を用いて得られたクラスターとの関連を χ^2 検定によって検討した。

分析には、統計解析ソフト SPSS 17.0J for Windows を用いた。

5. 倫理的配慮

関西大学心理学研究科研究・教育倫理委員会の承認を得て実施した。研究協力の依頼書や質問紙には、研究協力を拒否しても不利益を一切被らないこと、質問紙は量的に分析するため、結果の公表に際して個人や所属組織が特定されないことを明記した。質問紙の回収をもって、研究協力の承諾が得られたと判断した。

Ⅳ. 結 果

　分析対象者の背景を表 4-2 に示す。601 名の内訳は男性 63 名（10.5％）、女性 538 名（89.5％）であった。年齢は 20 代が 34.4％、30 代が 45.6％、40 歳以上が 20.0％であり、中央値は 32.0、範囲は 37.0（最小値 22.0、最大値 59.0）であった。部署は初療室 26.0％、集中治療室 44.1％、病棟 23.3％であり、その他（40 名：6.6％）は救命救急センター内の複数の部署を兼任している者であった。看護経験年数は 10 年以上が 308 名（51.2％）で最も多く、5 年以上 10 年未満がそれに次ぐ（175 名：29.1％）。中央値は 10.0、範囲は 37.7（最小値 0.3、最大値 38.0）であった。救命救急センター経験年数は 5 年以上が最も多かった（34.4％）が、中央値は 3.3、範囲は 29.4（最小値 0.1、最大値 29.5）であった。また、救命救急センター以外での看護経験がある者は 465 名（77.4％）、ない者は 136 名（22.6％）であった。勤務体制は 2 交替制が 39.8％、3 交替制が 57.9％であった。その他（14 名：2.3％）は 2 交替と 3

表 4-2　分析対象者の背景　　　　　　　　　　　　　　　度数（％）　n=601

性別	男	女		
	63 (10.5)	538 (89.5)		
年齢	20代	30代	40歳以上	
	207 (34.4)	274 (45.6)	120 (20.0)	
	中央値：32.0／範囲：22.0−59.0			
部署	初療室	集中治療室	病棟	その他
	156 (26.0)	265 (44.1)	140 (23.3)	40 (6.6)
看護経験年数	3年未満	3〜5年	5〜10年	10年以上
	53 (8.8)	65 (10.8)	175 (29.1)	308 (51.2)
	中央値：10.0／範囲：.3−38.0			
救命救急センター以外の看護経験	有	無		
	465 (77.4)	136 (22.6)		
救命救急センター経験年数	1年未満	1〜3年	3〜5年	5年以上
	84 (14.0)	168 (28.0)	142 (23.6)	207 (34.4)
	中央値：3.3／範囲：.1-29.5			
勤務体制	2交替制	3交替制	その他	
	239 (39.8)	348 (57.9)	14 (2.3)	

表4-3　GHQ30にもとづいた看護師の精神健康度　　　　　　　　　　　　　n=601

	中央値	範囲	症状分類		
			健常／症状なし	非健常／症状あり	
				軽度	中等度以上
GHQ合計	9.0	0–30	220 (36.6)	381 (63.4)	
一般的疾患傾向	2.0	0–5	229 (38.1)	152 (25.3)	220 (36.6)
身体的症状	2.0	0–5	267 (44.4)	144 (24.0)	190 (31.6)
睡眠障害	2.0	0–5	285 (47.4)	90 (15.0)	226 (37.6)
社会的活動障害	1.0	0–5	276 (45.9)	244 (40.6)	81 (13.5)
不安と気分変調	2.0	0–5	275 (45.8)	148 (24.6)	178 (29.6)
希死念慮うつ傾向	.0	0–5	455 (75.7)	45 (7.5)	101 (16.8)

※症状分類の上段は度数、下段の（　）は％

交替が入り交ざった状況下で働いている者で、例えば、所属の集中治療室は3交替であるが、月に数回程度、2交替制である初療室で勤務するなどである。

1．看護師の精神健康度

対象者601名のGHQ得点の分布を表4-3に示す。GHQ合計の中央値は9.0、範囲は30.0（最小値0、最大値30.0）であり、健常群は220名（36.6％）、非健常群は381名（63.4％）であった。

6つの因子別にみると、範囲はすべての因子で5.0（最小値0、最大値5.0）であった。中央値は、一般的疾患傾向、身体的症状、睡眠障害、不安と気分変調が2.0、社会的活動障害が1.0、希死念慮うつ傾向が0であった。いずれの因子においても相対的には「症状なし」が最も多い割合を占めるものの、希死念慮うつ傾向を除くと50％には及んでいない。希死念慮うつ傾向は中央値0で「症状なし」が75.5％であるが、「中等度以上の症状」を示す者も16.8％に及ぶ。中央値2.0の一般的疾患傾向、身体的症状、睡眠障害、不安と気分変調では、約3～4割が「中等度以上の症状」を示すという結果であ

表 4-4　看護師の背景と精神健康度の関連

看護師の背景		GHQ 合計		p
		中央値（平均値）	範囲	
性別	男	5.0 (7.0)	0−25	.000
	女	9.0 (9.9)	0−30	
年齢	20代	9.0 (10.0)	0−27	.463
	30代	8.5 (9.5)	0−30	
	40歳以上	8.0 (9.4)	0−25	
部署	初療室	7.0 (8.3)	0−25	.031
	集中治療室	9.0 (10.3)	0−30	
	病棟	9.0 (9.7)	0−24	
看護経験年数	3年未満	10.0 (10.8)	0−26	.428
	3〜5年	10.0 (9.7)	0−27	
	5〜10年	9.0 (9.9)	0−26	
	10年以上	8.0 (9.3)	0−30	
救命救急センター以外の看護経験	有	9.0 (9.7)	0−30	.734
	無	9.0 (9.4)	0−26	
救命救急センター経験年数	1年未満	11.0 (11.5)	0−28	.001
	1〜3年	10.0 (10.2)	0−30	
	3〜5年	8.0 (9.6)	0−26	
	5年以上	7.0 (8.4)	0−25	
勤務体制	2交替制	9.0 (9.6)	0−30	.694
	3交替制	9.0 (9.8)	0−28	

った。また、中央値1.0の社会的活動障害では、約4割に「軽度の症状」を認めた。

看護師の背景と精神健康度（GHQ合計）の関連を検討した結果を表4-4に示す。女性が男性よりも高く、精神健康度が不良であった（U=12187, p<.001）。部署による差も認められ（χ^2=6.90, df=2, p<.05）、多重比較の結果、集中治療室の者は初療室の者よりも有意に高く、精神健康度が不良であった（U=17582, p=.010）。救命救急センター経験年数によっても有意差が認められ（χ^2=16.25, df=3, p<.01）、多重比較の結果、1年未満の者は5

表 4-5　看護師の自殺未遂患者に対する態度の探索的因子分析結果

		M	SD	I	II	III
【自殺行動の否定】	・患者は自分で自分を傷つけているのに、援助を求めてくることが腹立たしい	4.03	1.53	.88	.06	−.01
	・患者を冷ややかな目でみる	3.55	1.43	.77	−.10	.02
	・自殺未遂を繰り返されると腹立たしい	4.49	1.52	.70	.00	.02
【行く末への気がかり】	・死のうと思ったのに死ぬことができず、患者はこれからどう生きていくのか、気がかりである	4.65	1.32	−.01	.83	−.08
	・患者は立ち直ることができるか、気がかりである	4.51	1.24	−.02	.81	−.03
	・退院後に患者をサポートする人がいるのか、気がかりである	5.15	1.22	.00	.69	.15
【危機への関わり】	・患者が一日のリズムをつけられるように関わる	4.48	1.43	−.09	−.12	.72
	・患者が落ち着いて休めるように静かな環境を整備する	4.94	1.19	−.02	.07	.49
	・入院中の患者が再び自殺を試みないようにする手立てを考える	5.01	1.50	.00	.16	.47
	・患者の現状の理解度に合わせて、患者に対して状況説明を行なう	5.29	1.01	.09	−.08	.42
	・患者から目を離さないようにする	5.90	1.00	.13	.18	.33

因子間相関	I	II	III
I	−	−.35	−.12
II		−	.54
III			−

M：平均値，SD：標準偏差

年以上の者よりも高く（U=6242, p<.001）、1～3年の者も5年以上の者よりも高い（U=14601, p=.007）、すなわち精神健康度が不良という結果であった。その他の背景については有意差を認めなかった。

2．看護師の自殺未遂患者に対する態度

　NASSAの探索的因子分析を実施し、先行研究（第3章；表3-3）と同様の因子構造がみられることを確認した（表4-5）。Cronbachのα係数は【自殺行動の否定】.83、【行く末への気がかり】.82、【危機への関わり】.63であった。
　これらの因子得点を用いてクラスター分析を行ない、3つのクラスターを得た。得られたクラスターを独立変数、各因子得点を従属変数とした一

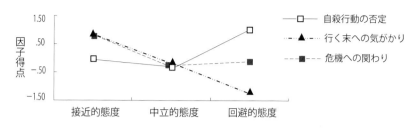

図4-1　態度傾向別の因子得点

元配置分散分析を行なった結果、すべての因子において有意な群間差がみられた（【自殺行動の否定】$F_{(2,598)}=112.39, p<.001$、【行く末への気がかり】$F_{(2,598)}=444.72, p<.001$、【危機への関わり】$F_{(2,598)}=244.13, p<.001$）。TukeyのHSD法（$p<.05$）による多重比較を行なった結果、【自殺行動の否定】は第3＞第1＞第2クラスター、【行く末への気がかり】は第1＞第2＞第3クラスター、【危機への関わり】は第1＞第2＝第3クラスターであった。

図4-1に態度別の因子得点を示す。

第1クラスターは、【危機への関わり】と【行く末への気がかり】の因子得点が正の値を示し最も高く、【自殺行動の否定】の因子得点が負の値を示していることから、肯定的な構えを形成していると考えられるため『接近的態度』と命名した。

第2クラスターは、【自殺行動の否定】【行く末への気がかり】【危機への関わり】の因子得点が0付近の類似した値を示していることから、『中立的態度』と命名した。

第3クラスターは、【自殺行動の否定】の因子得点が正の値を示し最も高く、【行く末への気がかり】と【危機への関わり】の因子得点が負の値を示し最も低いことから、否定的な構えを形成していると考えられるため『回避的態度』と命名した。

●第2章での分類（命名）との相違について

第2章では『両価的態度』を認めた。「両価的」と命名したのは、3つの下位尺度の因子得点がすべて正の値を示しており、態度の3クラスター中、

【行く末への気がかり】【危機への関わり】の得点が最も高いが、【自殺行動の否定】の得点も2番目に高いというように、態度の肯定的な要素と否定的な要素の両方が顕著に認められたからであった。

それに対して、本章で認めた「接近的」でも「回避的」でもない第2クラスターの特徴は、それとは異なるものであった。【自殺行動の否定】の得点は最も低かった。【行く末への気がかり】の得点は第1クラスター（接近的）と第3クラスター（回避的）のほぼ中間、【危機への関わり】の得点は第3クラスターと同程度であった。また、下位尺度の因子得点はいずれも0付近で近似していた。こうした特徴を、肯定・否定どちらにも偏らない「中立的」なものととらえ、『中立的態度』と命名した。

3. 看護師の自殺未遂患者に対する態度と精神健康度の関連

Kruskal Wallis検定の結果、GHQ合計、身体的症状、不安と気分変調、希死念慮うつ傾向において有意差が認められた（GHQ合計：$\chi^2_{(2)}=7.34, p<.05$、身体的症状：$\chi^2_{(2)}=7.13, p<.05$、不安と気分変調：$\chi^2_{(2)}=7.54, p<.05$、希死念慮うつ傾向：$\chi^2_{(2)}=8.80, p<.05$）（表4-6）。

多重比較の結果、『接近的態度』は、『中立的態度』よりも身体的症状と希死念慮うつ傾向の得点が有意に高く、精神健康度が低かった。また、『回避的態度』よりも不安と気分変調の得点が有意に高く、精神健康度が低かった。なお、GHQ合計については、態度間の有意差を認めなかった。

4. 看護師の自殺未遂患者に対する態度と共感性の関連

EESRの探索的因子分析を実施し、先行研究（角田, 1994）と同様の因子構造がみられることを確認した。Cronbachのα係数は【SSE】.87、【SISE】.87であった。χ^2検定の結果、

① 『接近的態度』は「共有型」が多く「不全型」が少ない
② 『回避的態度』は「不全型」が多く「共有型」が少ない
③ 『中立的態度』は「共有型」が少ない

ことが明らかとなった（$\chi^2_{(6)}=34.86, p<.001$）（表4-7）。

表4-6 自殺未遂患者に対する態度と精神健康度の関連

態度	度数(%)	精神健康度（GHQ 得点）					
		GHQ 合計		一般的疾患傾向		身体的症状	
		中央値(平均値)	範囲	中央値(平均値)	範囲	中央値(平均値)	範囲
接近的態度	203 (33.8)	10.0 (10.7)	0-30	2.0 (2.3)	0-5	2.0 (2.0)	0-5
中立的態度	295 (49.1)	9.0 (9.2)	0-26	2.0 (2.1)	0-5	2.0 (1.7)	0-5
回避的態度	103 (17.1)	7.0 (9.0)	0-25	2.0 (2.1)	0-5	2.0 (1.6)	0-4
p		.025		.106		.028	

下へつづく↓

態度	精神健康度（GHQ 得点）							
	睡眠障害		社会的活動障害		不安と気分変調		希死念慮うつ傾向	
	中央値(平均値)	範囲	中央値(平均値)	範囲	中央値(平均値)	範囲	中央値(平均値)	範囲
接近的態度	2.0 (2.3)	0-5	1.0 (1.1)	0-5	2.0 (2.3)	0-5	.0 (.8)	0-5
中立的態度	2.0 (2.1)	0-5	1.0) (1.0)	0-5	2.0 (2.0)	0-5	.0 (.5)	0-5
回避的態度	2.0 (2.0)	0-5	1.0 (1.0)	0-5	1.0 (1.7)	0-5	.0 (.6)	0-5
p	.385		.542		.023		.012	

表4-7 自殺未遂患者に対する態度と共感性の関連

態度		共感性				合計
		両向型	共有型	不全型	両貧型	
接近的態度	度数	52	73	30	48	203
	調整済み残差	-.2	**5.0**	**-3.6**	-1.1	
中立的態度	度数	83	55	76	81	295
	調整済み残差	1.1	**-2.9**	1.2	.5	
回避的態度	度数	22	15	36	30	103
	調整済み残差	-1.2	**-2.4**	**3.0**	.7	
合計		157	143	142	159	601

V. 考察

1. 看護師の精神健康度

　宇田・森岡（2011）は、11施設347名（救急看護師199名、内科看護師148名）から得られたデータを分析した結果、救急看護師の方が内科看護師よりも、自分の能力を超えた要求をされる、慣れない仕事や知らない仕事を任されるなどの「仕事の困難さ」、常に注意を払わなければ事故が起こる可能性がある、急変時に即座に対応しなければならないなどの「人命にかかわる仕事内容」、患者に暴言を吐かれる、自分の行なったケアが患者や家族に理解されないなどの「患者・家族との関係」、患者が生死をさまよっている状況に出くわす、治療しても症状が改善されない患者と接するなどの「患者の死との直面」、医師に暴言を吐かれる、威圧感を与えるような医師と接するなどの「医師との関係」、仕事外の時間に仕事上必要な勉強をしなければならない、どんどん新しいことを覚えなければならないなどの「技術革新」といった仕事に関連するストレッサーの得点が大きかったことを示している。

　三木・黒田（2012）は、17施設351名の看護師を対象とした調査で、心的外傷後ストレス障害のハイリスク者の割合が17.3%であったこと、精神的衝撃を受けた出来事として、縊死による自殺（経験率36.8%）と飛び降り自殺（経験率31.6%）が報告されたことを示している。

　救命救急センターの看護師を対象とした本研究では、GHQ合計で精神健康度を判定した結果、非健常群が6割以上を占めていた。これまでに我が国の看護師を対象としてGHQを用いて精神健康度を調査した研究では、5～6割の看護師の精神健康度が不良であることが示されている（足立ら,1999、影山ら,2003、足立ら,2005）。真木ら（2007）によるGHQを用いた三次救急医療に従事する看護師の精神健康度調査では、約6割が精神健康度の低い状態であった。調査時期において約3年後の本研究においても、精神健康度が不良と判定される者の割合は同程度であり、三次救急医療に従事する看護師の精神健康度は依然として低いままであることが明らかとなった。さらに、本研究では、一般的疾患傾向については6割以上、身体的症状、睡眠障害、社会的活動障害、不安と気分変調については5割以上の看護師に症状があっ

た。希死念慮うつ傾向でも2割以上の看護師に症状があった。この結果をみれば、看護師の精神健康度を高めるための具体的支援を早急に検討する必要があることは明らかであろう。

2. 看護師の自殺未遂患者に対する態度と精神健康度・共感性の関連

『接近的態度』の看護師は、頭痛、頭重感、不安などの症状があり、いろいろなことを重荷と感じたり、人生にまったく意味がないと感じたりしていて、精神健康度が不良であった。共感性においては「共有型」(個別性の認識が低く共有経験を自己に引きつけてしまう)が多かった。『回避的態度』や『中立的態度』の看護師は、『接近的態度』の看護師と比較すると精神健康度は良好であると言えるが、『回避的態度』の看護師は共感性において「不全型」(他者との共有体験は得られにくく、対人世界への信頼感が低い)が多かった。一方、『中立的態度』の看護師の共感性は「共有型」が少ないという特徴がみられた。

これらの結果は、感情労働という観点から説明することができる。

感情労働という概念は、職務上の役割として、「適切な」感情経験の表出・保持を行なう「感情管理」が強制されている状況を表わすが、対人サービス労働の場面では行為を方向づけるための感情規則がはたらき、自然な自己の感情経験が抑圧され、本当の自己感情を見失わせる可能性が指摘されている(Hochschild, 1983)。武井(2001)は、看護師の感情規則には、「患者には優しく親切に」といった患者を安心させるためのものや、「患者に対して怒ってはいけない」といった感情的になることを禁じたり、感情の抑制を求めるものがあると述べている。そして、荻野ら(2004)は、感情の不協和(感じている感情と表出している感情の不協和)と精神健康度には関連があり、感情の不協和の程度が高いと精神健康度が不良であることを実証している。

『接近的態度』では、「共有型」の者が多かったことから、看護師が感情規則に強く囚われており、自らの感情に十分に関心を向けることができず、患者に巻き込まれている状態にあると考えられる。また、精神健康度が不良である者が多かったのは、看護師は実際に感じている感情と表出している感情の不協和の程度が高い状態にあるためと考えられる。例えば、患者に対する

否定的な感情を抑制して懸命に関わろうとしているのであれば、そうした状態は看護師を疲弊させ、精神健康度を低下させるであろう。

それに対して『中立的態度』と『回避的態度』の看護師が相対的に精神健康度が高かったのは、看護師としての感情規則への囚われの程度が小さいためであると考えられる。とくに、『中立的態度』の看護師は、自らに注意を向け、患者に対する肯定的な構えと否定的な構えの両方があることを認識し、それらを抱えることができていると考えられる。『中立的態度』の看護師に「共有型」が少なかったことを考慮すると、『中立的態度』は看護師としての感情規則に縛られることなく、患者と適切な距離を保つことができているととらえてもよいであろう。

自殺未遂患者に対する否定的な構えが強い『回避的態度』は、看護師としての感情規則への囚われが小さい態度であるととらえられるが、共感性では「不全型」が多い。ということは、患者との心理的距離が離れすぎていることを意味し、看護師として望ましいことではない。このような否定的な構えが生じる理由として、Wolk-Wasserman（1987）は、自殺企図や自殺は、ヘルスケアを提供し生命を守るという医療従事者の役割に相反するものであるため、医療スタッフの間では、このような自殺を否定する気持ちが、時に非常に強いのかもしれないと述べている。しかし、無関心、拒絶、反感などの形で表現される医療スタッフの強い情動的反応は、自殺患者に深刻に影響し、自殺を促すことすらあるかもしれない（Wasserman, 2001）ことを考えれば、『回避的態度』は自殺予防においては負の要素と評価せざるを得ない。最良の自殺予防手段は、自殺の危険性のある人間の苦痛や緊張、苦悩をもたらしているものが何であるかを知り、そうした感情を癒すように働きかけること（Evans & Farberow, 2004）である。自殺予防においては、看護師が自殺未遂患者に対して共感的に関わることが重要なのである。

3. 本研究の限界と課題

三次救急医療に従事する看護師の自殺未遂患者に対する態度と精神健康度・共感性の関連を検討したが、自殺未遂患者に関わる看護師の精神健康度や共感性を高めるための具体的な支援の方法を追求することが今後の課題となる。

Ⅵ. 結論

　精神健康度調査の結果、三次救急医療に従事する看護師の6割以上が非健常群と判定された。GHQ30の因子別にみると、一般的疾患傾向は6割以上、身体的症状、睡眠障害、社会的活動障害、不安と気分変調は5割以上、希死念慮うつ傾向は2割以上の看護師に症状がみられた。

　態度と精神健康度の関連では、『接近的態度』は、身体的症状と希死念慮うつ傾向において『中立的態度』よりも精神健康度が低く、不安と気分変調において『回避的態度』よりも精神健康度が低かった。

　態度と共感性の関連では、『接近的態度』は「共有型」が多く「不全型」が少なかった。反対に、『回避的態度』は「不全型」が多く「共有型」が少なかった。『中立的態度』は「共有型」が少なかった。

付記：本稿は、心理臨床学研究（日本心理臨床学会）に掲載された論文＊をもとに一部省略、加筆、修正の手を入れてまとめたものである。
＊瓜崎貴雄（2012）：三次救急医療に従事する看護師の自殺未遂患者に対する態度と精神健康度・共感性の関連，心理臨床学研究,29(6),774-784.

●文献

1) 足立はるゑ, 井上眞人, 井奈波良一, 岩田宏敏（1999）：某公立病院看護婦の精神健康度及びストレス対処行動についての検討；Stress & Stress-Coping Questionnaireを用いて，産業衛生学雑誌,41(4),79-87.

2) 足立はるゑ, 井上眞人, 井奈波良一（2005）：看護職のストレスマネジメントに関する研究；ストレス・ストレスコーピング尺度（SSCQ）の看護職への適用，産業衛生学雑誌,47(1),1-10.

3) Evans, G. & Farberow, N.L.（2004）：The encyclopedia of suicide, Facts On File Inc., New York. ／高橋祥友監修, 小川真弓, 徳永優子, 吉田美樹訳（2006）：自殺予防事典, 明石書店, 東京.

4) Hochschild, A. R.（1983）：The managed heart; Commercialization of human feeling, University of California Press, Berkeley. ／石川准, 室伏亜希訳（2000）：管理される心；感情が商品になる時, 世界思想社, 京都.

5) 角田豊（1994）：共感経験尺度改訂版（EESR）の作成と共感性の類型化の試み，教育心理学研究,42,193-200.

6) 影山隆之, 錦戸典子, 小林敏生, 他（2003）：公立病院における女性看護職の職業性ストレスと精神健康度の関連，大分看護科学研究,4(1),1-10.

7) Kawano, Y.（2008）：Association of job-related stress factors with psychological and somatic symptoms among Japanese hospital nurses;Effect

of departmental environment in acute care hospitals, Journal of Occupational Health, 50(1), 79-85.
8) 北内信太郎（2008）：医療行為の基礎としての「共感」，心身医学, 48(8), 747-749.
9) 久保真人, 田尾雅夫（1994）：看護婦におけるバーンアウト；ストレスとバーンアウトとの関係, 実験社会心理学研究, 34(1), 33-43.
10) 中川泰彬, 大坊郁夫（1985）：日本版GHQ精神健康調査表手引, 日本文化科学社, 東京.
11) 真木佐知子, 笹川真紀子, 廣常秀人, 他（2007）：三次救急医療に従事する看護師の外傷性ストレス及び精神健康の実態と関連要因, 日本救急看護学会雑誌, 8(2), 43-52.
12) 三木明子, 黒田梨絵（2012）：救急領域の現場で看護師が被る惨事ストレスの実態と影響, 日本看護学会論文集；看護総合, 42, 108-111.
13) 荻野佳代子, 瀧ヶ崎隆司, 稲木康一郎（2004）：対人援助職における感情労働がバーンアウトおよびストレスに与える影響, 心理学研究, 75(4), 371-377.
14) 武井麻子（2001）：感情と看護；人とのかかわりを職業とすることの意味, 医学書院, 東京.
15) 宇田賀津, 森岡郁晴（2011）：救命救急センターに勤務する看護師の心理的ストレス反応に関連する要因, 産業衛生学雑誌, 53(1), 1-9.
16) Wasserman, D. (Ed.) (2001): Suicide; an unnecessary death, Martin Dunitz, London. ／小林章雄, 坪井宏仁, 高橋祥友監修（2006）：自殺予防学；医師・保健医療スタッフのために, 学会出版センター, 東京.
17) Wolk-Wasserman, D. (1987): Some problems connected with the treatment of suicide attempt patients;Transference and countertransference aspect, Crisis, 8, 69-82.
18) 山岸直子（2001）：看護婦のバーンアウトに関する看護研究の現状と今後の課題, 慶応義塾看護短期大学紀要, 11, 1-11.

第5章

三次救急医療に従事する看護師の自殺未遂患者に対する態度変容の過程

修正版グラウンデッド・セオリー・アプローチを用いた質的帰納的研究

Ⅰ. 研究の背景

　救急医療の場は、自殺未遂の直後に直接対応できる危機介入の場であるため、看護師の自殺未遂患者への関わりは自殺予防において重要である。しかし、これまでの章で示したように、看護師が自殺未遂患者に対して、肯定的な関心を示して関わることが困難な現状が明らかとなった。Anderson（1997）によれば、経験年数の短い看護師の方が長い看護師よりも肯定的態度、すなわち患者を受容し専門職としての役割を果たそうとする態度をより強く形成していたとのことである。しかし、筆者は第3章で、三次救急医療に約3年以上携わると、自殺未遂患者に対して看護師が否定的態度を形成する傾向が強くなることを示した。これは、救急医療現場で経験することが患者への憤りと自殺行動への不信感や困惑を強め、患者の将来を懸念し患者を取り巻く環境へ関心を向けることを妨げているためであろうと推測できる。いずれにせよ、態度は看護師個々人の資質ととらえるのではなく、経験の影

響を受けて変化するものとして考える必要がある。
　では、救急医療に従事する看護師の態度変容はどのように進むのであろうか。その過程の詳細を明らかにした研究はない。

Ⅱ．研究目的

　三次救急医療に従事する看護師の自殺未遂患者に対する態度変容の過程を明らかにする。

Ⅲ．研究方法

1．研究デザイン

　看護師の自殺未遂患者に対する態度変容に関する先行研究は十分ではなく、その様相を説明・予測する理論を独自に生成する必要があると考え、木下（2004）が提唱した修正版グラウンデッド・セオリー・アプローチ（Modified Grounded Theory Approach；M-GTA）を用いた質的帰納的研究として計画した。それによって得られる看護師の態度形成の構成要素と理論的な枠組みは、変化の予測を可能にし、望ましい態度形成に向けた効果的な支援策の検討に役立つであろう。

2．研究参加者

　近畿圏の一県下の救命救急センター全14施設（2010年4月現在）の看護部長に文書で研究協力を依頼し、2施設から同意を得た。そこで勤務する58名の看護師に、看護部長を通じて文書で協力を求め、11名から受諾の返信を得た。
　11名の内訳は、男性5名、女性6名であり、年齢は20代3名、30代7名、50代1名であった。看護経験年数の中央値は9年半、範囲は31年3か月（最小値2年9か月、最大値34年）であり、救命救急センター経験年数の中央値は7年、範囲は32年（最小値1年、最大値33年）であった（表5-1）。
　全員が自殺未遂患者に対する豊富な看護経験をもっていたが、研修会等で自殺に関する学習経験をもつ者はいなかった。

表 5-1 研究参加者の背景

研究参加者	A	B	C	D	E	F	G	H	I	J	K
性別	男	女	男	女	男	女	男	女	女	男	女
年齢	50代	30代	30代	20代	20代	30代	30代	30代	30代	30代	20代
看護経験年数	34年	16年	11年	2年9か月	7年2か月	13年	9年半	9年	10年	3年	5年
救命救急センター経験年数	33年	11年	7年	2年9か月	1年2か月	13年	9年半	6年	10年	1年	2年

3. データ収集方法

半構造化面接を実施した。面接では、「これまで経験なさった中で強く印象に残っている自殺未遂患者に対する看護場面についてお話しください」と発問し、その場面の語りの中で、「自殺未遂患者との関わりの中で感じたこと、考えたこと、行動しようとしたこと」について話された部分をデータとして採集した。

面接は、2010年10月〜2011年8月に、研究者が所属する施設のプライバシーの保てる部屋で行なった。1人1回1時間程度を目安とした。

4. 分析方法

分析テーマは「看護師の自殺未遂患者に対する態度がどのように変容していくのか」であり、分析焦点者は「三次救急医療に従事する看護師」である。

1) 分析ワークシート

面接で得られたデータの中で研究者が着目した箇所について、概念名（当面は仮の表現でよい）と定義（具体例をどう解釈したか。一言で表現された概念よりも説明的な文章）、理論的メモ（他の解釈案、解釈の際に浮かんだ疑問やアイデアなど）を記入する分析ワークシートを作成した。

2) 概念の生成

図5-1は分析ワークシートを用いた概念生成の一例である。類似した例や対極例が他のデータにあるかどうかを確認していき、あれば具体例の欄に書き加えていった。そのような過程をとおすことで、概念はより現実に根ざし

概念名	救命に対する葛藤
定義	死を望んだ患者の意思と反して、救命することに対し、看護師が「これでよいのか」と葛藤を抱きながらかかわること
具体例	自殺未遂になった人を、本当に助けてこの人たちが幸せなのかなということもやはり日々思っているのです。(研究参加者G) 　これ(救急看護)をやっていて、この人のためなのにとか思いながら、ちょっと複雑な気持ちになることが結構あって、…(中略)…患者さんは死のうと思って薬とかを飲んでいるでしょう。でも、結局、救命してしまっているこちら側の気持ちが、患者さんの希望ではないことをしているということです。(研究参加者D) 　自殺するというのもある意味、その患者さんの意思なのかなというふうに思うこともあります。あとでわかることですけれども、その自殺に至るまでの経緯というのを家族さんとか周りの方の情報から聞いたときに、これだけ悩むようないろいろな原因というのがあると思うのですが、それを聞いたときに、助けてよかったのかなというところも、やはりあります。かといって自殺を勧めるわけではないですけれども。(研究参加者E)
理論的メモ	・定義の代替案「二つの感情の抱え」 ・葛藤状態から抜け出すきっかけは何なのか？ ・葛藤を感じない看護師はいるのか？ ・葛藤がつづくと疲弊するのではないか？

図5-1　分析ワークシートの一例

た精緻な意味内容を含むものになると考えた。具体例が1つしか挙げられない概念は、有効でないと判断して最終的に棄却した。

3) カテゴリの生成

　1つの概念を基点に、それと関係のある他の概念を見いだしていく作業を繰り返して、抽象化し、カテゴリ名を付けた。

4) 3段階の進行　収集と分析の同時並行性

　M-GTAでは，最初に収集したデータをもとに分析を開始し、その分析経過のなかで見いだされた必要性に応じて、追加データの収集を行なうという二段階法で進めるのが原則である(木下，2004)。そこで、本研究では以下のようにデータ収集と分析を進めた。

初期：経験豊富な看護師のほうがリッチなデータが得られると考え、救命救急センターでの経験年数が3年以上の看護師4名（B、G、H、I）の語りのデータを一括して分析し、概念を生成した。

中期：続いて、同経験年数3年未満の看護師4名（D、E、J、K）を対象者として1名ずつ面接と分析を繰り返し、具体例の追加と概念の生成を行なった。

後期：ある程度の数の概念が生成され、カテゴリーの生成にまですすんでからさらに、経験年数3年以上の看護師3名（A、C、F）に対して1名ずつ面接と分析を繰り返し、具体例の追加とともに、新たな概念生成の可否を確認した。

5）結果の検討

分析結果は、時間の流れを軸とし、カテゴリー相互の関係を図式化し、概要を文章化した。その際には、状況／条件（ある現象の始まりの構造を表わすカテゴリ）、行為／相互行為（状況の中で生じる出来事や、状況に対して誰がどのように対応するのかという現象のプロセスを表すカテゴリ）、帰結（結果的に生じた現象の構造を表すカテゴリ）というパラダイム（戈木，2006）と、カテゴリを構成する概念の具体例における看護師の経験年数の観点から検討した。

理論的メモ欄には、分析過程で浮かんできた考えや他概念との関係性における気づき等を記載し、次の面接や分析の際に参考にした。また、臨床心理学を専門とする大学教員1名と臨床心理学を専攻する大学院生3名に意見を求め、分析を段階的に進めることにより、解釈が恣意的に偏らないように配慮した。

5. 倫理的配慮

関西大学心理学研究科研究・教育倫理委員会と大阪医科大学倫理委員会に審査を申請し承認を得た。面接の際は、研究参加者に対して、改めて研究目的、面接内容、起こりうるリスクと対処法などについて説明し、書面にて同意を得た。

IV. 結 果

1. 看護師の自殺未遂患者に対する態度変容の過程を構成するカテゴリ

　看護師の自殺未遂患者に対する態度変容の過程の構成要素として、19の概念が生成された。それらは【専門職としての積極的な関わり】【関わりの際に生じるまごつき】【関わるための試み】【不信と否定】【虚しさによる消極的な関わり】の5つのカテゴリに分類できた。以下、各カテゴリについて、構成する概念から具体例にさかのぼるかたちで詳述する。【　】はカテゴリ、〔　〕はサブカテゴリ（2つのカテゴリのみ）、〈　〉は概念を示す。具体例（研究参加者の発言）は『　』内（斜体）、ただし（　）内の記述は研究者の問いや、研究者が補ったものである。

【専門職としての積極的な関わり】カテゴリ❶

　〈看護師としての役割の全う〉〈自殺企図の背景にある思いを理解しようとする試み〉の2つの概念から成る。

〈看護師としての役割の全う〉概念❶-1

　患者に対して区別をつけずに、プロとして必要な看護を行なうことである。

> 具体例

*『自分の信念というか、自殺して来たけれどもやはり救おうというか、助けなければという気持ちのほうがたぶん強くなる。それはたびたび入院してきたとか、そういう（自殺という）名前があろうがなかろうが、そこは変わらないと思います。何でしょうね。やはりプロとしてになるのですかね。やはり命が簡単に消えてはいけないと思うのです』*研究参加者C

*『必要な看護に差をつけたことはないです。自殺未遂の患者さんだから看護を抜こうと思ったことはないです』*研究参加者F

*『看護師としてやるべきことは別にどちらの（自殺か否かの）区別をつけずにやっています』*研究参加者G

*『熱意は両方とも、自殺であろうがそうでなかろうが、変わりませんし、看護師として、プロとして対応するのはどちらも変わりません』*同上

●修正版グラウンデッド・セオリー・アプローチを用いた質的帰納的研究

〈自殺企図の背景にある思いを理解しようとする試み〉概念❶-2

患者の言葉の背後にある思いへ関心を向け、次の自殺企図を防ぐために、患者が自殺企図に至った経緯や、うっ積している気持ちなどを表出できるように関わることである。

具体例

『とりあえず何が嫌かを聞きます。何が嫌でそういうこと（自殺企図）をしたかということを、私が聞かなくても誰かがその前に話してくれていて「こんなことを言っていた」という情報が入ってくるから、…中略…（自殺企図の原因を）とりあえずは聞くのと、意識的に、まだ自殺企図（念慮）があるかどうかを確認するのです』研究参加者B

『救命救急センターと枠づけすると、予防になるとなかなかむずかしいかな。話を聞いてあげるぐらいしかできないのかなというふうに思います。思いを表出してもらったり。例えばそれが怒りであったとしても、僕はいいと思うのです。出してもらうというのがいいのではないかなと。うっ積しているものを出してもらうのも治療ではないですけれども、ケアなのかなというのもあります』研究参加者C

『（自殺を試みた）精神疾患の患者さんの「痛い」は他に何か違う痛みの原因があったり、不安で痛いとかもあるので。ですから、（表面的な言葉を）鵜呑みにしないようにと』研究参加者D

『本人さん（自殺未遂患者）にとって弱みにつながるようなこととか不利につながるようなことを話してもらったときは、逆にこちらはラッキーだと思って話を聞き続けないといけないということです。そのことが次の自殺につながらないための一歩だということです』研究参加者F

『「何で死のうと思ったの」と聞いてみたら、意外と言葉が返ってきたのです。…中略…それ以降、ちょっと言葉に出して、実際、本当に死のうと思っていたということに対して具体的に聞くようになって、それからは割と患者さんから声が返ってくる気がします』研究参加者H

『話をよく聞いてあげれば、眠れていないということが聞けたりとか、どういうのが怖いとか（がわかったりとか）。まず話を聞かないとわからないことというのはたくさんあると思います』研究参加者I

【関わりの際に生じるまごつき】カテゴリ❷

〔精神的援助に対するむずかしさとはがゆさ〕〔戸惑いと迷い〕の2つのサブカテゴリーに分けられる。〔精神的援助に対するむずかしさとはがゆさ〕

は〈救命救急センターの場の特性に起因する関わりの限界〉〈精神的な援助に対する困難〉〈精神面への関わりが不十分であることのもどかしさ〉の3つの概念から成り、〔戸惑いと迷い〕は〈対象とする患者のイメージと現実とのギャップ〉〈救命に対する葛藤〉の2つの概念から成る。

〔精神的援助に対するむずかしさとはがゆさ〕サブカテゴリ❷-1

〈救命救急センターの場の特性に起因する関わりの限界〉概念❷-1-1

　時間的要因（在院日数が短く患者と関わる時間が限られている）、人的要因（看護師の数が不足している）、環境的要因（患者をフォローするシステムがない）によって、看護師が感じる限界感である。

具体例

『短期間ではたぶんフォローできないと思うのです。やはり時間をかけてフォローしていくべきだと。…中略…でも、救命センターの場合は、入院してもやはりベッドの状況で早く空けないといけないし、精神よりも体のほうが落ち着けばもう退院、転院というかたちになるので、そこに医療者がかかわる時間というのは本当に限られていますから、やはり時間的な限界もあるかなと思います』研究参加者G

『救命センターでずっとフォローができるわけではないので。フォローできるシステムがあれば限界はないとは思いますけれども、フォローするシステムがまったくと言っていいほどないと思うので、そこに限界を感じます』同上

『例えば、CPA（cardiopulmonary arrest）になって救命センターに運ばれてきたけれども数日で亡くなったとか、そういう人の家族の精神的ケアが大事だから「看護師さん頑張りなさい」と学会のシンポジウムで言っていた。私はそれを聞いていて、できるのだったらしているけれども、やはりそこには看護師の肉体的な労働時間のこともあるから、体も疲れているなかで、精神的にそこまでストレスのかかるケアをさせる？　私たちは拒否しているわけではないけれども、それを全部任せているのはすごい無理があると思うし、本当に看護師にそこまでさせたいのだったら、人の配置を考えたり、環境を作ってもらったりしないとむずかしいのかなと思います』研究参加者I

〈精神的な援助に対する困難〉概念❷-1-2

　患者に対する精神的な関わり方がわからず、またその関わりがよかったのか否かの評価がむずかしいために、看護師が不安や心的負担を抱えながら看護していることである。

●修正版グラウンデッド・セオリー・アプローチを用いた質的帰納的研究

具体例

『外来に来る時はほとんど意識がない状態。例えば薬物とかで。もう眠られているような状態が多くて、覚醒される時にやはり取り乱される人が多いなと。…中略…パニックであるとか、境界型人格障害であるとか、そういう患者さんの接し方のむずかしさというのはあると感じます』研究参加者C

『専門的にそんなところ（精神面）をわかる人間が、いわゆる救命の分野には医師も看護師もなかなかいないですよね。看護師はとくに（そう）だと思います。みんなどう関わっていいかわからないのです。…中略…夜中に「電話をかけてくれ」だの「タバコを吸いに行きたい」だの、さっきまで「死にたい」と言っていた人に対してどう関わっていいかわからないですよね』研究参加者F

『今までの経験上、そういう人たち（無理な要求をする自殺未遂患者）と時間がかかってもいいからゆっくり話をしたりして、うまくいかなったことはないです。…中略…満たされたのか、諦めたのかわからないですよ。それがわからないのです。だから、私たちは達成感がないのです。私たちは1時間話を聞いたということが、窒息をしていた患者さんの気道を確保してあげたということと同じぐらい看護ケアとして効果があったということが見えないのです』同上

『メンタルフォローに関して、どういう関わりがいいかもちょっとわからない部分もあるのです』研究参加者G

『入院患者に対しての関わりと同様のことはやっているけれども、何か特別というか、自殺未遂患者に対しての関わりというのは、他にどういうことをしないといけないのかというのがあまり明確でないというか、よくわからない部分がある』同上

『自殺未遂をする人は何か心に問題を抱えているので、それに対してはあまり触れないほうがいいのかなと最初は思っていて、触れるよりも別のことで気をそらして、少しでも精神的な安定にもっていけるようにと思っていたというか、どう関わっていいのかわからなかったのです』研究参加者H

『現状「これでいいのかな」と思いながらやる（看護する）のがたぶんストレスで、結果が目に見えない分、例えばリハビリをして頑張って歩けるようになれば誰が見てもよくなっているので「あのとき歩かせてよかったな」と自分で確認できるのですけれども、精神疾患をもっている患者さんへのコミュニケーションというひとつの看護がなかなか評価できないというか、しっかりそれでよかったのだというのがわかりづらいです』同上

『仕事がしんどくなって、飛び降りを決意されたというところまで本人（自殺未遂患者）の口から聞くことができたのですけれども、そこからは会話にならなかったというか、次、なんて声掛けをしていいかがわからなくなって、

103

第 5 章　三次救急医療に従事する看護師の自殺未遂患者に対する態度変容の過程

すぐそこから違う患者さんのところに行った。その場から離れたような感じです』研究参加者 J

『うつがあったりとか、精神疾患がある人の接し方が私もまだ苦手なので。私のひと言で何か変わってしまったらどうしよう、いいほうにいったらいいのですけれども、悪いほうにいったらどうしようとかは思います』研究参加者 K

『「何で死ねなかったんやろう」と言われて困ったことはあります。「どうやったら死ねる？看護婦さん」みたいなことを聞かれて、こんなことを言う子（自殺未遂患者）がいるのだなと思って、困ったことはあります。私はまだ経験も浅いですし、それを肯定してもいいのか、否定してもいいのかわからなくて』同上

〈精神面への関わりが不十分であることのもどかしさ〉概念❷-1-3

自殺未遂患者に対する精神面への関わりが不十分であると認識し、それについてもどかしさを抱えていることである。

具体例

『私たちは基本的には現場ですごく表面的にしか話を聞けない。「ちゃんとやり直したら」とか表面的には励ましたりする。それが結構、卑怯な感じというか、上辺だけなので、それでは何も変わらないのだと思いました』研究参加者 B

『実際、看護としてはアプローチできていないと思うのです。…中略…具体的に看護問題として取り上げて、細かい援助計画とか観察ポイントとかとなると、たぶんメインの疾患、もし薬物中毒だったら、そういう中毒症状が出ていないかとかそういう体のことばかりになってしまって、精神、気持ちのアプローチは全然できていないと思います』研究参加者 D

『救命センターはそれではいけないと思うけれども、命だけを救って帰すでしょ。だから、次につなげないから（自殺企図を）繰り返すんです。…中略…薬の影響なり出血の影響なりとかフィジカルな部分は解決できたからどうぞお帰りくださいというわけだけれども、本当の原因は違うところにあってその人は来ているわけでしょう。そこまで治せないまま帰すから、大丈夫かなと思いながら送り出さないといけません。それはいまだに葛藤でしょうか』研究参加者 F

『フィジカル面を見ることはできていると思うのですけれども、時間がなかったりとか、いろいろなことに追われてしまって、結局、ちゃんとした精神看護ができていないのだなと思いました』研究参加者 H

『三次救急で運ばれてくる患者さんの命を救える技術は私たちにはあるけれど

も、その人の飛び降りた根本のうつとか、統合失調症に対するかかわりというのは、なかなか十分できていないのかなと思ったりします』研究参加者I

『精神科の先生も毎日いるわけではないので、…中略…すぐに受診できなかったり、その間は救急の先生が適当に（薬は）だいたい注射だけでという感じです。内服の調整というのはされないです。一時だけ鎮静すればいいだろうという感じです。だから何か根本的なところがコントロールできていないからよくないのかなと思います』同上

『結局、精神科に任せるみたいなのがあって、救急ではむずかしいかもしれないですけれども、何か足りていないような気はします』研究参加者K

〔戸惑いと迷い〕サブカテゴリ❷-2

〈対象とする患者のイメージと現実とのギャップ〉概念❷-2-1

就職前に抱いていた救命救急センターが対象とする患者像と、現実のそれらに差異があり、戸惑うことである。

具体例

『外傷で来て、助けて、歩けるようになって会いに来てくれるというイメージを抱いてみんな救命センターに来ている（就職している）ことのほうが多いのです。でも、実際ふたを開けてみたら、もう大量内服の患者さんなんて山ほどいるし、（イメージしていた）本当に自分が看たいと思えるような患者さんを看ることというのは少ない』研究参加者H

『（イメージしていた救急と実際に働いてみた救急とは）全然違いました。たぶん私が考えていたのが浅かっただけだと思いますけれども、思った以上にいろいろな疾患の人が来るし、そこまで精神科分野の人（患者）と関わると思っていなかったです』研究参加者K

〈救命に対する葛藤〉概念❷-2-2

死を望んだ患者の意思と反して救命することに対し、看護師が「これでよいのか」と葛藤を抱きながら関わることである。

具体例

『そこまで死にたかったら死なせてあげたほうがいいのではないかと思うときもあるのです。…中略…うちに運ばれてきたがために、救ってしまった命をどうとらえるかだけれども、「そんなに死にたかったら死なせてあげたほうがよかったかもね」ということも、内々の話のなかではないことはないです』研究参加者B

第5章　三次救急医療に従事する看護師の自殺未遂患者に対する態度変容の過程

『これ（救急看護）をやっていて、この人のためなのにとか思いながら、ちょっと複雑な気持ちになることが結構あって、…中略…結局、救命してしまっているこちら側の気持ちが、患者さんの希望ではないことをしているということです』研究参加者D

『患者さんにとって間違ったことをやっていないかな、ということです。患者さんの意思に反することをその時はやっているでしょう。それが複雑に思います』同上

『家族さんのこととかを考えたりすると、いま助かってよかったのかなと思うこともあります。長期的な目で僕らはたぶん見られないので、病院にいるところしか見られないので、その人の人生を考えたらどうなのかなと迷うというか、思うときがあります。たぶん、それは自殺をされた方であっても、そのあとの後遺症のこととか体の機能のこととかを考えて、重症になればなるほど、そういうふうに思うことが結構あります』研究参加者E

『自殺するというのもある意味、その患者さんの意思なのかなというふうに思うこともあります。あとでわかることですけれども、その自殺に至るまでの経緯というのを家族さんとか周りの方から聞いたときに、…中略…助けてよかったのかなというところも、やはりあります。かといって自殺を勧めるわけではないですけれども』同上

『私たちが救命したことがよかったのかどうかということがわからないわけです。この人は死にたいと思って死を選んだ。でも、病院に来て助けた。けれども、私たちが行なった医療とか看護がこの人が本当に望んでいることなのかがわからない。死にたいと思った人が生きたいと思っているのかどうか。私たちは看護ケアに限定すれば生かそうと思って看護ケアをやっているのでしょう。…中略…（自殺未遂患者が）生きていてよかったと思っているのかということもわからない中でケアをしないといけない』研究参加者F

『自殺が未遂になった人を助けて本当にこの人たちが幸せなのかなということも、やはり日々思っているのです』研究参加者G

『（救急看護という）やらないといけないことをする自分と、もう一方では、これでいいのかなという自分が、自殺未遂患者の時には2人いるというか、二つの感情があるのです』同上

【関わるための試み】カテゴリ❸

〔精神看護の必要性の認識〕〔ゆとりの創出〕の2つのサブカテゴリーに分けられる。〔精神看護の必要性の認識〕は、〈精神看護のための時間の捻出〉〈精神看護への関心〉の2つの概念から成る。〔ゆとりの創出〕は自殺未遂患者

に接する際に看護師が自らの精神的健康を保持・増進するために行なう対処方略であり、〈救命に対する葛藤や患者に対するネガティブな気持ちへの対処〉〈気持ちの切り替え〉〈同僚からのサポート〉の3つの概念から成る。

〔精神看護の必要性の認識〕サブカテゴリ❸-1

〈精神看護のための時間の捻出〉概念❸-1-1

　業務が多忙だったり、身体看護が優先される中で、時間の使い方を工夫して、精神看護のための時間をつくりだせるかどうかということである。

　具体例●時間捻出のむずかしさ

『訴えというのはあまり皆聞いていないのではないですか。いちいちそんな、精神科のあれ（看護）みたいにきちんと座って聞くようなことってできません。（研究者「患者さんの話をゆっくり聞くような時間が取れないということですか？」）取れません』研究参加者A

『業務の忙しさはあると思う。忙しかったらそんなに話を聞く機会がないので、「ちょっと待って」というような感じになってしまいます。…中略…機械（人工心肺装置など）のチェックとか決められているチェックの時間になると、患者さんとの会話を遮って、そちらを見に行かないとだめですし、（他の看護師が）それを見られる状況だったら見てもらえるのですけれども、スタッフの人数とか患者の状態によっては、そちらを優先せざるを得ない状況のときはあります』研究参加者E

『救急現場のなかで精神科の患者さんが来て、そこで何時間、1時間とかゆっくりいすに座ってというのはなかなかできない』研究参加者I

　具体例●私はこうしている

『救命センターとか集中治療室という一刻を争わないといけないような場所でじっと向き合って患者さんの話を聞くという環境を作るにはその人だけでは無理ですね。一看護師だけでは無理ですし、そこの経験が浅い人ほど難しいと思います。…中略…それは実績なのでしょうか。…中略…私が、例えば座って患者さんと向き合って話をしている時に、周りは私がさぼっているとは思わないのです。それはどうしてでしょう。私が何も言わなくてもあそこでは何か大事な話が始まっていると思ってくれるのです』研究参加者F

『重症患者の部屋をまわせる（担当できる）ようになると、時間の使い方が上手くなっている。…中略…時間の使い方が上手くなって心に余裕ができると、少しましになったというのはあります。（自殺未遂）患者さんにあまりいらいらしなくなった』研究参加者H

〈精神看護への関心〉概念❸-1-2

看護師が精神看護に関心をもっているかどうかということである。

具体例● 関心の低い看護師

『外傷とか、普通の救急の急性期のやつ（看護）をやりたいと来た（救命救急センターに就職した）のに、そういうふうな（自殺未遂のような）自損の患者さんとかね。自損の患者さんって結構わがままが多いから。何回も繰り返したりしますしね。…中略…薬物中毒とかいうのは全然面白くないというか』研究参加者A

『べつにそんなにその人の精神科の病気を治そうというのではないから、いま起こっている病態として薬物中毒なら薬物中毒、お腹を刺したならお腹を刺したのを修復して、後は精神科に診てもらったらいいわけだからね』同上

『みんな（医師と看護師）が何の病気かわからない人で、何だろうなというときよりも、（薬物中毒の患者に接するときのスタッフは）イメージとして冷たい感じがします。…中略…（精神面の病気に対する関心が）ないような気がします。先生（医師）もですけれども、身体的なことだけパッパと終わらせて、急性期を乗り越えたら、あと精神科に全部お任せだから。そういう印象はあります』研究参加者K

具体例● 関心の高い看護師

『（自殺について学習する中で）心理的な視野狭窄であるとか、（学問的な）言葉とか現象を知ったり、（最終的に死を選ぶに至る）自殺患者が陥っていく段階的な心理の状況を知ることで、この人は最後にそこまでいったのか、と思ったり。人の話を聞くことの意味だとかも。繰り返す自殺ってあるでしょう。「この人、3回目だって」とかいうパターンの人がどうして繰り返すのか、原因とか（を考えるようになった）。…中略…（自殺未遂患者さんと関わり、心理を考えることで）自分の見方が広がったと思ったのです』研究参加者F

〔ゆとりの創出〕サブカテゴリ❸-2

〈救命に対する葛藤や患者に対するネガティブな気持ちへの対処〉概念❸-2-1

助ける方がよいのか、あるいは死なせてあげた方がよいのかという2つの気持ちや、患者に対するネガティブな気持ちへの対処の仕方である。

具体例● 葛藤への対処

『救命センターで働こうと思った理由というのは、海外でちょっと働きたいなと思っていまして、…中略…三次の救急で働くことで勉強したいという思いがあった。今はそれをやりたいという思いが強いので、そういった（助けてよ

かったのかな？といった）モヤモヤがありながらも続けようということです』研究参加者E

『（助ける方がよいのか、あるいは死なせてあげた方がよいのかという2つの）気持ちもあって当然だと思っています。（救命センターに自殺未遂患者が）運ばれてこないわけはないですし、本当に助けるべきというか、不慮の事故で運ばれてくる人もいるし。もちろん自殺未遂患者がまったくゼロになるわけではないですから、それはもう当然のこととして、当たり前という言い方は変ですけれども、そういう気持ちがあって当然というところで自分の気持ちは整理というか、別に混乱することはないし、しんどくなることもないし、それが身体的な症状として現われてきたこともないです』研究参加者G

『本当に助けて幸せなのかなと思うほうの感情を、これをどうにかしたいとか別に思っていないので、別にしんどくはないです』同上

具体例● ネガティブな気持ちへの対処

『（研究者「若い時は、例えばネガティブな気持ちも排除しようとするのでしょうか？」）そうだと思います。看護師だからこんなことを思ったら駄目なのだ、となるのです。看護の専門誌はきれいな言葉が並んでいるでしょう。だからだと思います。人の話は心を込めて聞きましょう。共感の態度とか、近づけるようにとかね。それはそうですけれども、人間ですからね。何かそう（ネガティブなことを）思っても自分の気持ちを否定しない、…中略…否定的な気持ちがあっても自分を認めてあげるとか、きっとそういうふうにしたらいいのではないでしょうか』研究参加者F

『休憩室でとか、家族にね。こんな患者さんがいてあんな患者さんがいてとか、こういうふうにしてきたけれども本当はこう思っていたということは言います。ただ、若い時は先ほどの話ですけれども、休憩室ですらそんなこと（患者さんに対してネガティブなこと）を言うのはよくないと思っていました。そんなことを思っている看護師さんはよくないと思われるのではないかと思っていました』同上

〈気持ちの切り替え〉概念❸-2-2

　自殺未遂患者が企図を繰り返したり、亡くなったりしてショックを受けたとしても、仕事であると認識し、過度な自責感を持たず、気持ちを切り替えてショックを引きずらないことである。

具体例

『（自殺未遂が繰り返されたり、患者が亡くなったりして）ショックを受けても、そういう人はもうしょうがないから、その人は立ち直れなかったし、そうい

第5章　三次救急医療に従事する看護師の自殺未遂患者に対する態度変容の過程

う人もいるのだろうなというところで終わるしかなかったかなと思います。それを「自分のせいだった」と思えないです。そこまで思えないです。…中略…そうでないと、結構入り込んだら、入り込みすぎたらそのあおりを食らって、辛いことは辛いです。でも、(長く働こうと思ったら)その時だけにとどめておかないと。引きずると救急の仕事は結構大変です』研究参加者B

『(ストレスへの対処は)完全にオン・オフ分けなのです。僕は結構、気晴らし、遊んだりしてオフはオフでちゃんとやっているのです。切り替えはしています。そこはもうしていないとこの仕事はできないなと思う、それはやはりありますかね。緊張と緩和ではないですけれども、やはり張りつめた所というのはずっといられないので、そこはオフも必要なのではないかなと』研究参加者C

『患者1人ひとりに対してクリアカットなのかもしれません。勤務時間が終わればそこまでです。切り替えていました。あの人はどうなるのだろうとかは思いますよ。次にどうしたらよかったのだろうとか、今度行った時には、ということは一般的にはもちろん考えます。考えるのですけれども、疲弊はしなかったです。辛かったですけれどもね。そういう患者さん(自殺未遂を繰り返したり亡くなったりする患者)を看ないといけないということは辛いですよ。切り替えは必要でしょうね』研究参加者F

〈同僚からのサポート〉概念❸-2-3

　自殺未遂患者との関わりで生じたストレスに対して、同僚が共感を示すことにより、そのストレスが軽減されることである。

具体例

『ちょっと自分で消化しきれないなと思う時には、休憩室で気心の知れた人にはしゃべるようにします。それを自分の気持ちが消化できないから話しているのだとわかってくれる人をやはり選びます。…中略…話すことでちょっとすっきりしたと思い合える人たちはそんなに少なくもないです。結構、わかり合える人たちはいるでしょう』研究参加者F

『まず詰所に帰ってきて「何とかさん(自殺未遂患者)がこんなことを言っています」と、同僚、先輩に話します。…中略…女の人だからかもしれないですけれども、聞いてほしいというか、何かをして欲しいわけではなくて「もう私、これだけしんどかったの」みたいなのを。仲のいい先生(医師)にも「あなたの患者さん、あんなことを言っているよ。また私こんなふうに言われたわ」と言ったりです』研究参加者H

『昼の休憩時間とか。そういうのも自分のストレス軽減にはなっているかもしれません。でも、そんな患者さんのことだから、いろいろなこと話したりし

ないし、「今日はXさん（自殺未遂患者）の受け持ちをしていて疲れたわ」とかその一言だけで終わったり。でもそれだけでも言っただけでスッとするし、スタッフが「精神の患者さんは、私たちケアするほうも疲れますよね」というような共感をしてくれたら「ああ、私だけではないんだ」と思ったり、皆そういう思いしてケアしているのだと思ったら、ちょっと元気になれるというのはあります』研究参加者 I

【不信と否定】カテゴリ❹

〈患者の自殺の意思に対する疑念〉〈患者に対する腹立ち〉〈患者に対する冷ややかな気持ち〉の3つの概念から成る。なお、これらの概念を生成する具体例は、三次救急医療に3年以上従事する看護師の語りと、先輩看護師の様子を観察した経験3年未満の看護師の語りのみであった。

〈患者の自殺の意思に対する疑念〉概念❹-1

自殺未遂患者は、本当に死のうとは思っていないのではないかと、看護師が考えていることである。

> **具体例**
>
> 『本当に死にたいと思って（薬を）飲んでいるかどうかというのはちょっとね。普通はどんぶり鉢一杯ぐらい飲まないと死なないですからね。「死にたかったから」と言われますけれどもね。でも、そういう人は何回も（自殺未遂行為を）やっているんです。「またかよ」ってね。…中略…死にたかったら首をつるなり他の手段を使えばと思いませんか。それだから"お騒がせマン"なのです。というか、お騒がせして自分に注意を向けて欲しいというあれ（目的）もあるのです』研究参加者 A
>
> 『(患者さんは「死のうと思って」と）言うけれども、死のうと思っていないのではないかと。…(本気かどうか)疑わしい人に対しては、たぶんきつい（看護師の関わり方がきつくなる）のだと思います』研究参加者 B
>
> 『この人は本当に死にたいと思っているのかなと思います。「私は今から死にます」と他に伝えている場合が多々あるでしょう。そういう場合は特にです。それは、誰でもそう言われたら助けに行くから、死ねないと思わないのかなと思います。本当にストレスを受けている人とか、本当に死にたいと思う人はひっそりやると思うんです。誰にも言わないと思います』研究参加者 F
>
> 『例えば「薬を飲んで彼氏に電話した」とか。それはもう、かまってほしいだけで死ぬ気はないのではないか、この人はとか（思う）。自殺未遂の方法にも

よるのですけれども、（重症度の）程度を見ると本当に死ぬ気がなかったのではないかと思う』研究参加者H

〈患者に対する腹立ち〉概念❹-2

　自殺未遂患者と生きたいと思っている患者とを比較したり、患者が自殺企図を繰り返したり、患者が執拗な要求や粗暴な行動をしたりすることに対して、看護師が怒りを感じることである。

具体例

『自殺の人を助ける時間が惜しいというかね。他の人をあれ（看護）したほうが。死にたい人は嫌という感じです。「死にたい、死にたい」と言って、本人も死にたいと思っているし。家族もべつにいなくてもいいと思っているかもわからないからね。死にたかったら、もうちょっとうまく死ねばと思うけれども。手だけかかるしね』研究参加者A

『感情的には、自分の中では許せないところはあると思います。私たちからすれば「死んでどうするのか」と思うのです』研究参加者B

『いま思えば、なんであんなに必死になって（看護をして）いるのでしょうね。あれだけ骨折していたりとか出血していたりとかするのをそこまで必死に助けて。でもやってくる人（自殺を試みる患者）はもう一回来ます。骨盤骨折とかして「また来る」みたいな人もいます。何回も来ていたら、（受け入れる側にしてみれば）結構腹が立つのではないですか』同上

『自分勝手ではないですけれども、例えば、電話をかけたいという欲求が生まれたら、もうそれしかなくて。「ここは病院、入院中は無理です。集中治療室では使えないですよ」と言うのですけれども、（患者は）「あんた、それ（院内用の携帯電話）持ってるやないか」と。…中略…挙句の果てに物を投げたり、暴れたり。…中略…そういう病気なのだというのはわかるのですけれども、なかなかそれに適応できない時もあります。やはりこう、「もう、いや！」「好き勝手して！」というのも正直あるのです』研究参加者C

『救命センターでしょう。壁一つ隔てて死にたくもなかった人が死んでいくのです。こちらは死にたかった人が生きているのです。その間に立っていて、当然ながら、本当に現実にその両者を看ないといけないときがあるわけでしょう。…中略…突然の事故でお父さんが亡くなって、昨日、あんなに元気だったのにと泣き崩れて「死なないで、死なないで」と、たぶん本人も死にたくないだろうなという人の後に、「私は死にたかったのに」みたいな雰囲気がわかる薬中（薬物中毒）のお姉さん（患者）と関わらなくてはならない。「なんで助けたの？」とか「私の携帯どこに行ったん？」と言っている人を相手にしないといけないという。葛藤はすごくありました。本当に申し訳ないけれども、

『あなた（自殺企図の薬物中毒患者）の命をこちら（事故にあって亡くなった患者）にいただけないかと思いました。人間としてこちらの人（自殺企図の薬物中毒患者）に余計に腹が立ちます』研究参加者 F

『初療（初期治療室）で大量内服をされる方をたくさん見ていると、腹が立つ時もあって、「もう何回するんだ」とか、「また来た、この人」となるのです』研究参加者 H

『「あれだけ頑張って助けた命を、また？」もしくは「何でそんな二十歳とかで自分で死のうと思うのか」とか。いつも必死でこちらは助けているのに…中略…私たちは人も時間も労力もふらふらになりながら、どんな人でも助けるように頑張っているのに』同上

『(いらだちは)ありました。…中略…こちらは業務がすごく煩雑で多いことが病棟としては問題ではあるのですが、なかなか人手不足もあって解消されなくて、そういうところからみんな常に時間に追われているので、ちょっとしたことで呼んでくる人には、「大事なことだけしか呼ばないで」となってしまうのです。「お茶取って来て」とか「ちょっとそこのもの取って」とか、ちょっとしたことで呼んできたり。寂しくて呼んだとかいう人が精神疾患の患者さんでは多くて。…中略…（訴えが多いので）「もう、また」みたいなことを最初はすごく思っていました』同上

〈患者に対する冷ややかな気持ち〉概念❹-3

自殺未遂患者と、生きたいと思っている患者とを比較し、看護師が自殺未遂患者に対して否定的な冷めた気持ちをもつことである。

具体例

『生きたいのに生きられない人と、死にたいのに死にきれていない人とのそういう間に自分たちがいるので、救命の看護師として両方を助けようとは思いますけれども、生きたいと思う人がいる一方でこちらには死にたい、死にきれない人がいるということをやはり比べてしまうのです。そうすると、熱意はどちらも変わらないのですけれども、やはり自殺未遂患者のほうに対しての気持ちが冷めるというか』研究参加者 G

『そういう過程（交通外傷で搬送された若い患者が、回復して社会復帰していく過程）をたどれるのを見ていくと、余計に、(自殺未遂患者に対して)やっていることが報われないような気がして、どんどんネガティブな方向に行って（自殺未遂患者に対する）イメージが固まってしまって、というような感じはあります』研究参加者 H

『(救命救急センターに) 来たとき、最初に、他の看護師さん（先輩）の接し方を見てびっくりしました。（患者に対して）否定的ではないですけれども、

肯定的な思いがあるわけでもないということがわかりました。…中略…（薬物中毒患者が搬送されて来たら）「薬中か」みたいな雰囲気があるのに最初は違和感を感じたのですけれども、今はそれに慣れている。（研究者「違和感はどのような感じですか？」）冷たいなと思いました』研究参加者 K

【虚しさによる消極的な関わり】カテゴリ❺

〈患者搬送前のやる気の低下〉〈患者の予後に対するあきらめ〉〈看護に対する無力感〉〈患者に対するぞんざいな対応〉の 4 つの概念から成る。なお、これらの概念を生成する具体例は、三次救急医療に 3 年以上従事する看護師の語りと、先輩看護師の様子を観察した経験 3 年未満の看護師の語りのみであった。

〈患者搬送前のやる気の低下〉概念❺-1

自殺未遂患者が搬送されてくることを聞いて、看護師のやる気が萎えることである。

具体例

『（搬入される患者が）「自殺企図」というだけでもう嫌ですから。（命の）軽視だと思うからだと思います。（目的が）救命だから、皆（看護師などの医療従事者）が本当の三次救命（重症度が高い患者）を待っている。どこかでアドレナリンが出るような救命を待ってしまっているからです』研究参加者 B

『態度としては明らかに違うと思います。やはりクリティカルで運ばれてきた患者さんというのは本当に予想していなかったことというか、不意に、病気になられたり、事故に遭われたりで、本当に生きようと思っていて受傷された患者さんなのですけれども、（自殺未遂患者の場合は）確かにもともと精神的疾患があるといえども、自分で命を絶とうとしている患者さんをまた救うというのは、自分の中では、態度というか、モチベーションですかね、やはりちょっと違うのかなというのはあります』研究参加者 C

『自分で 3 階から飛び降りたという人を助けるために、ささっと（初療室に）集まるときと、20 歳代、男性、バイクに乗って車と交通外傷、この人は何も悪いことをしていないといったときとでは、「よし、頑張らないといけない」というモチベーションにもちょっと差が出てきたりとかします。本来そんなことはいけないと思うのですけれども。やることは変わらないつもりなのですけれども、こうやって助けてもどうせまた飛ぶ（飛び降り自殺をする）のだろうとか、どこかでみんな思ってやる（治療にあたる）のと、20 歳だったら血を止めて早く何とかしたら社会復帰できるかもしれないと思ってやるの

とで、モチベーションに差が出てしまったりする』研究参加者 H

〈患者の予後に対するあきらめ〉概念❺-2

自殺未遂患者は退院した後も、きっと自殺企図を繰り返すだろうという思いを抱き、看護師が関わりの意欲をなくすことである。

具体例

『(自殺未遂患者に)「あなたたちはいいわよ」みたいなことを言われる。「仕事もしていて、そういう立場にあって」とか言われる。…中略…(それに対して)「はいはい」と言っておく。「わかったわかった」という感じだけれども、それは結構あきらめで言っているのかもしれない。…中略…必死にはなれない。一線を引いていると思う。もう、無理だなと思うときもある。きっと退院するけれども(自殺を企図した結果)また帰ってくるのだろうなと思うところも半分ある』研究参加者 B

『死ぬ気もないのに大量内服やリストカットをして、私たちの労力を使って。またやる(自殺企図する)のでしょうということです』研究参加者 H

『うつがあって、自殺未遂の既往があって、リストカットを何回もしたことがあるとかという患者さんで、意識障害で来たといったら(薬物中毒を想像して)「何を飲んだのだろうね」と(考える)。…中略…「また同じことを繰り返して来るのだ」となる。何でしょうか、あのネガティブな感情は。やっても(命を助けても)またやるのでしょうという思いが強い』同上

〈看護に対する無力感〉概念❺-3

自殺未遂患者の回復への期待を抱いて看護師が関わっても報われず、場合によっては自殺企図が繰り返され、時には亡くなってしまうこともあり、看護師が自らの関わりを無意味なものととらえることである。

具体例

『(その自殺未遂患者は) 2、3回入院していたと思うのです。薬物中毒から始まって、飛び降りだけれども、何とか骨が折れるくらいで済んで。「何とかやる」「仕事もする」と言っていたけど、結局最後に…。何回も繰り返して亡くなってしまうのだなと思って、結構ショックが大きかったことがありました。』研究参加者 B

『看護師として話を聞いたりとかしているだけで、その人のためになっていると思っていたのです。だから、自分が役に立っていて、この人を励ましていて、この人を頑張らせてあげられるのではないかとか、前向きに生きさせてあげられるのではないかとか。でも実際は(本人が行動を起こさない限り)何も

第 5 章　三次救急医療に従事する看護師の自殺未遂患者に対する態度変容の過程

変わらないといえば変わらないのです。自分がやっていることはそれだけのことなのだろうということで、結構ショックだったのです』同上

『最初は何でも話を聞いて、やはり応えてあげたいというのが大きかった。ですから、実際、精神の疾患であろうがなかろうが、しんどくなった患者さんに対して受け止めて共感してあげてというので、言葉を何かしら返してあげるというのもあったのですけれども、原因が精神疾患であったり、（精神的な問題が）トリガーになった場合は、そういう態度で接していても、悪い言い方したら無理な患者さんは無理なのだなということです。どれだけ一生懸命接していても伝わらない時もあるのだということです』研究参加者C

『精神的な疾患をもって、それだけでも自分がしんどいのに、なおかつ体に障害が残ったり、体に傷がつくと。本当に毎回毎回飛び降りて来る患者さんとか、ひとつひとつどこかの（部位）、例えば手をなくしたり、足をなくしたりすることがあるのに、結局、どんどん追い込んでいってしまって、…中略…3回目に運ばれた時に亡くなってしまったという患者さんもいるのです。それまでに僕らは、足がなくなったりした時にあれだけリハビリをして、せっかく社会に戻っていったのに、またやってきてしまう。何て言ったらいいのでしょう。「えっ、また」みたいな。…中略…「もう一回飛び降りてもらうために俺たちは戻したんじゃないぞ」というのがやはりあるし、そこに無力感ではないですけれども何かこう、バーンアウトではないですけれども、何だったのだろうなというのは感じるかなと』同上

〈患者に対するぞんざいな対応〉概念❺-4

自殺未遂患者に対して看護師がきつく当たることである。

具体例

『結構経験のある看護師たちからすれば「何でそんなことをして」みたいな、ちょっと強い当たりをする。「退院させたらいい」みたいなこと言ったり「親に迎えに来させたらいい」みたいなことや「家族に任せたらいい」みたいなことを平気で言うのです』研究参加者B

『薬をちゃんと死のうと思って飲んでいるかどうかというのが、種類と量でわかるでしょう。…中略…これだけだったら大丈夫というわけではないけれども…中略…こんなものいくら飲んでも死なないというのをわかっていて何回もやってくるという、結構、うちは常連が多いから。そうなるともっとぞんざい（な対応）になっていると思います』同上

『初療（初期治療室）で、みんな（医師や先輩看護師）が冷たいと思います。もうルーチンです。胃管入れて洗って、活性炭入れてみたいな感じです。バルン（尿道カテーテル）入れてとか、本人の（意識）レベルにもよると思うので

すけれども、ドロッとしていたら（意識障害を認めたら）とりあえず入院させて、明日帰ってみたいな、はい、はい、はい、みたいな流れがあります。他のお腹が痛いとか、胸が痛いとかで来た人とは違う雰囲気があります』研究参加者K

2. カテゴリの関連づけ

1）パラダイムの検討

　【専門職としての積極的な関わり】は看護専門職の必須条件と考えられ、ストーリーラインの起点と位置づけた。同時に、看護師としての態度変容を問う本主題においては目標、すなわち目指すべき「帰結」ととらえた。

　【関わりの際に生じるまごつき】と【関わるための試み】は、状況の中で生じる反応やそれに対する看護師の対処であるので、「行為」ととらえた。

　【不信と否定】と【虚しさによる消極的な関わり】を構成する概念はいずれも、三次救急医療に3年以上従事する看護師自身の語りと、経験3年未満の看護師が先輩の様子を観察した語りを具体例としていた。そのことから、これらは経験を経ることによって現れると考えられたため、「帰結」ととらえた。

　以上をふまえ、カテゴリを関連づけたのが図5-2である。これは自殺未遂患者に対する看護師の態度変容の過程を示している。

2）看護師の自殺未遂患者に対する態度変容の過程

　図5-2にしたがってストーリーラインを描くと、以下のようになる。

　三次救急医療に従事する看護師は【専門職としての積極的な関わり】を意図し、自殺未遂患者に対して〈看護師としての役割の全う〉をしようと思い、〈自殺企図の背景にある思いを理解しようとする試み〉を行なっていた。

　しかし、関わりによって看護師は〔精神的援助に対するむずかしさとはがゆさ〕や、予想に反し自殺未遂患者があまりに多いことに対する戸惑いと、死を望んだ患者の意思と反して救命することに対し「これでよいのか」と葛藤を抱く（〔戸惑いと迷い〕）といった【関わりの際に生じるまごつき】を感じていた。

　【関わりの際に生じるまごつき】を抱きながら【専門職としての積極的な関わり】を続ける。また、【関わりの際に生じるまごつき】に対して〔精神

第5章 三次救急医療に従事する看護師の自殺未遂患者に対する態度変容の過程

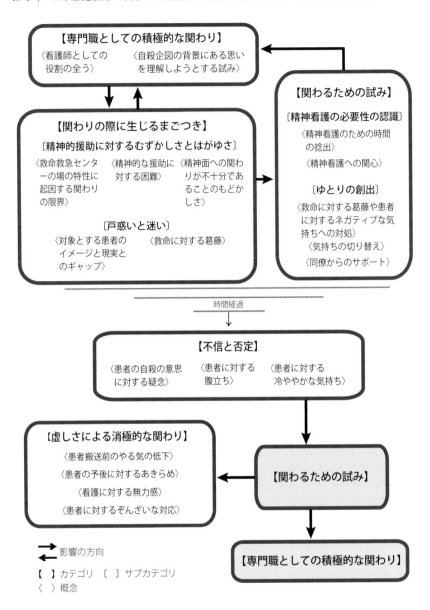

図5-2 自殺未遂患者に対する看護師の態度変容の過程

看護の必要性の認識〕や〔ゆとりの創出〕といった【関わるための試み】を行なっていた。

　この過程を行き来しながら年数を経ると、看護師は〈患者の自殺の意思に対する疑念〉〈患者に対する腹立ち〉〈患者に対する冷ややかな気持ち〉といった【不信と否定】を抱くようになる。

　【不信と否定】に対して、【関わるための試み】で対処できれば【専門職としての積極的な関わり】に至る。

　しかし、できなかった場合には、【不信と否定】は【虚しさによる消極的な関わり】へとつながる。

V．考察

1．【専門職としての積極的な関わり】【関わりの際に生じるまごつき】【関わるための試み】を行き来する過程

　三次救急医療に従事する看護師は、自殺未遂患者の〈自殺企図の背景にある思いを理解しようとする試み〉を行ない、懸命に関わっていた。Aguilera（1998）は、一般的に秘密にされ否定される自殺未遂を公然と率直に扱うことによって、患者はこれまで十分に感じたことのない感情（他者が自分に関心を持っている、他者に心配されている、他者が自分を援助しようとしている）を抱くと述べている。また、自殺未遂者は自分のことを誰かに聞いてほしいと思っている（山田, 2009）。そうした自殺未遂者にとって、看護師の関わりは大きな意味を有するはずである。しかし、当の看護師は、自殺未遂患者との【関わりの際に生じるまごつき】を感じていた。例えば、

- 入院期間が短いという救命救急センターの特性による、患者と関わる時間的な限界感
- 自殺未遂患者とのコミュニケーション場面でのむずかしさ
- 精神面への治療が十分でないことへのもどかしさ
- 自殺未遂患者が予想以上に多いことへの戸惑い
- 救命は患者の意思に反することではないのかという葛藤

などが聞かれた。本研究以外では、福田ら（2006）が、看護師が自殺未遂患

周囲のスタッフに精神的なケアに対する理解がなければ、実際にはむずかしいのである。これらから、自殺未遂患者への精神的な関わりを実践するには、周囲のスタッフの理解や協力が必須であると考える。

2.【不信と否定】から【虚しさによる消極的な関わり】に至る過程

本研究では、経験年数が約3年以上経過すると、【不信と否定】や【虚しさによる消極的な関わり】という否定的な態度が現われることが示された。量的研究手法を用いて研究を行なった第3章と同様の結果である。これはどのように考えたらよいだろうか。

自殺未遂患者の約4割に自殺未遂の既往があったとの報告がある（黒澤ら、2009、中山ら、2006）。また、救命救急センター1施設29名の看護師の自由記述を分析した小野ら（2009）の結果によれば、看護師がやる気・やりがいを感じるのは、

- 患者から感謝の言葉を言われたり、回復した姿を見たりなどして、看護することの喜びを感じた時
- 上司、同僚、他職種との関係性の中で、チーム医療の充実を感じた時
- 学習意欲が高まったり、看護の達成感が得られたりなどして、自己の成長を感じた時

である。それに照らして本研究結果をみると、自殺未遂を繰り返す患者との関わりにおいては、看護の喜びや達成感を得ることがむずかしいということが、問題としてみえてくる。

「患者は本当に死ぬ気がなかったのではないかと思う」「もう一回飛び降りてもらうために俺たちは戻したんじゃないぞ」「自殺の人を助ける時間が惜しい」などの発言からは、患者の立場にたって考えることがむずかしいこと、すなわち共感できないことで消耗し、情緒的に荒んでいる様子がうかがえる。患者の内面に目を向けられなくなった看護師は、自殺未遂患者への精神看護を放棄し、たとえば薬物中毒に対する治療の必要性だけしか考えないようにするなど、紋切り型の反応に逃げているように思われる。このような状態は、情緒的消耗感、脱人格化、個人的達成感の低下をきたすバーンアウトの症状

者との関わりにおいて知識や技術不足を感じ、困難と不安を抱いていたことを報告している。本書第1章においても、自殺未遂患者の心情を理解しようとしつつも、抵抗感や精神的ケアの限界を感じていることを示した。

そうした中にあって、看護師は〔精神看護の必要性の認識〕や〔ゆとりの創出〕といった【関わるための試み】を図っていた。

精神看護の必要性を認識するためには〈精神看護への関心〉がなければならない。関心が小さい場合は、医学的治療に伴うルーチンとしての関わりにとどまる。それが、経験の浅い看護師の目には「冷たい感じ」にも映る。一方、自殺未遂患者への看護の事例を振り返ることによって、自分の見方が広がるという経験も語られた。これらからうかがえることは、精神看護への関心の程度が看護師の自殺未遂患者に対する態度に影響するということである。したがって、自殺未遂患者に対する看護の質を向上させるには、精神看護への関心を高める必要があると考える。

実際に患者に関わるために〈精神看護のための時間の捻出〉も認識されていた。しかし、経験年数が短い看護師にとって、患者と関わる時間を捻出することは容易でない。その部署での実績が認められていなければ、自殺未遂患者とじっくり向き合って話すことに時間をとることが、周りのスタッフから「さぼっている」と認識されてしまう可能性がある。中山（2007）は、救命救急センターに就職した新卒看護師が採用後3か月経っても所属感は不安定な状態であったと報告している。このようなことも、看護師が自殺未遂患者とゆっくり関わりたくてもスタッフの目を気にして躊躇してしまうことと関係しているかもしれない。

看護師の側の気持ちにゆとりがなければ、自殺未遂者に対して受容的な態度で接することは難しい。〔ゆとりの創出〕のためには、自身の中に生じた〈救命に対する葛藤や患者に対するネガティブな気持ちへの対処〉が必要である。それらを抑えつけてしまうのではなく、いかなる種類の気持ちも自分の大切な気持ちの1つであると認識し、受容することで心の安定を保っている。また、〈気持ちの切り替え〉も必要である。仕事のオンとオフをはっきりと分けることと、割り切ることの必要性が語られていた。

同僚に「疲れたわ」と言っただけでスッとするという語りも見過ごせない。〈同僚からのサポート〉の重要性を示唆する。上述した時間の捻出についても、

（久保，2004）と似ている。しかし、バーンアウトでは、仕事全般についての意欲や関心が失われるのに対し、自殺未遂患者という特定の対象への看護についての意欲や関心だけが失われるという点で、本現象はバーンアウトとは異なる。

経験約3年以上の看護師が自殺未遂患者に対して否定的な態度を形成するという現象は、職業的アイデンティティの観点からも説明できる。看護師の職業的アイデンティティとは、看護師の思考、行動、および患者との相互作用を導く看護師の価値と信念である（Fagermoen, 1997）。そして、看護師の職業的アイデンティティは、経験年数の影響を受けること（池田・尾﨑, 2010）や、職業的アイデンティティの構成要素の一つである「達成」（職業に対する苦悩を過ぎ、自分の職業に傾倒している状態）は経験1～2年目で急激に低下し、3年目で停滞する（竹内, 2008）と言われている。一見すると、自殺未遂患者は救急医療に携わる看護師が価値をおいている命を軽視、粗末に扱っているようにみえるので、自殺未遂患者と関わることは看護師の職業的アイデンティティをさらに脅かす経験になると考えられる。

自殺未遂患者とのかかわりの中で生じる【不信と否定】に対して、看護師は【関わるための試み】をして、【専門職としての積極的な関わり】を行なう。しかし例えば、〈気持ちの切り替え〉ができなかったり、〈同僚からのサポート〉が得られなかったりすると、看護師の情緒的な資源は枯渇してしまう。そうなると、【不信と否定】は【虚しさによる消極的な関わり】へと至ると考えられる。【虚しさによる消極的な関わり】は、高まった精神的負荷、すなわち職業的アイデンティティのゆらぎへの対処としての側面もあると考えるべきであろう。

3. 本研究の限界と課題

本研究は限定された地域でのごく僅かな施設の看護師11名から得られたデータの分析であるため、別に得られたデータから新たに概念が生成されたり、カテゴリ同士の新たな関係性が見いだされたりする可能性を否定できない。研究対象の施設や看護師の参加者数を増やして検討を重ねる必要があろう。

VI. 結論

　三次救急医療に従事する看護師の自殺未遂患者に対する態度変容の過程は,【専門職としての積極的な関わり】【関わりの際に生じるまごつき】【関わるための試み】【不信と否定】【虚しさによる消極的な関わり】の5つのカテゴリから構成された。

　【関わるための試み】が態度形成の過程において重要な要素である。

　看護師が自殺未遂患者に対して否定的な感情を抱くことはやむを得ない部分があることを認識したうえで,【関わるための試み】を強めることや,【虚しさによる消極的な関わり】に至った看護師の空虚感を軽減するための支援が必要である。

付記:本研究は2010-2011年度科学研究費補助金「研究活動スタート支援」の交付を受けて実施した。本稿は著者の既出論文*に加筆,修正しまとめたものである。
*瓜﨑貴雄(2014):三次救急医療に従事する看護師の自殺未遂患者に対する態度変容の過程, 心理臨床学研究, 31(6), 904-915.

●文献

1) Aguilera, D.C. (1998) : Crisis intervention; theory and methodology (8th ed.), 172-185, Mosby, St. Louis.
2) Anderson, M. (1997) : Nurses' attitudes towards suicidal behaviour; A comparative study of community mental health nurses and nurses working in an accidents and emergency department, Journal of Advanced Nursing, 25(6), 1283-1291.
3) Fagermoen, M.S. (1997) : Professional identity; Values embedded in meaningful nursing practice, Journal of Advanced Nursing, 25(3), 434-441.
4) 福田紀子, 石川崇子, 久保まゆみ, 石守久美子 (2006):救命救急センターに入院している自殺企図患者に対する看護師の認識や態度, 日本看護学会誌, 15(2), 15-24.
5) 池田由紀子, 尾﨑フサ子 (2010):臨床看護師の現任教育と職業的アイデンティティ形成の関連, 日本看護学会論文集;看護管理, 40, 240-242.
6) 木下康仁 (2004):グラウンデッド・セオリー・アプローチの実践;質的研究への誘い, 弘文堂, 東京.
7) 久保真人 (2004):バーンアウトの心理学;燃え尽き症候群とは, サイエンス社, 東京.
8) 黒澤美枝, 前川貴美子, 小野田敏行, 他 (2009):岩手県指定救急機関における自殺未遂者の実態調査, トラウマティック・ストレス, 7(2), 166-171.
9) 中山秀紀, 大塚耕太郎, 酒井明夫, 他 (2006):岩手県高度救命救急センター

における自殺未遂患者の横断的調査；通院状況を考慮した自殺予防．精神医学,48(2), 119-126.
10) 中山由美(2007)：救命救急センターに就職した新卒看護師が感じているストレス要因,藍野学院紀要, 20, 41-51.
11) 小野さゆり, 舘野由美, 國井正子(2009)：救命救急看護師が抱く「良いストレス」の要因,日本救急看護学会誌, 10(3), 20-24.
12) 戈木クレイグヒル滋子(2006)：グラウンデッド・セオリー・アプローチ；理論を生みだすまで,新曜社,東京.
13) 竹内久美子(2008)：新卒看護師の職業的アイデンティティ形成と職務態度；縦断的研究に基づく検討,目白大学健康科学研究, 1, 101-109.
14) 山田朋樹(2009)：救急の場におけるインターベンションの原則と実際,高橋祥友,竹島正：自殺予防の実際, 164-178, 永井書店,大阪.

第6章

総合考察

　三次救急医療に従事する看護師の自殺未遂患者に対する態度について検討を重ねてきた。一連の研究によって、態度の構成要素と傾向（第1章、第2章）、看護経験との関連（第3章）、精神健康度および共感性との関連（第4章）、態度変容の過程（第5章）が明らかになった。ここでは、それらをもとに、三次救急医療に従事する看護師の自殺未遂患者に対する態度について総合的に考察する。

Ⅰ．態度傾向をどう評価するか

1．肯定的な要素と否定的な要素

　態度の構成要素には肯定的な要素と否定的な要素がある。肯定的な要素には、自殺未遂患者や家族など周囲の者の心情を理解しようとする【心情の理解】、看護師に期待される役割を遂行しようとする【専門的支援】、自殺未遂患者と家族など周囲の人物や社会的環境との関係性を探ろうとする【援助者

の存在】、生命を守ることに関心を示し危機へ介入しようとする【危機への関わり】、患者の将来を気にかけ患者を取り巻く環境へ関心を示す【行く末への気がかり】があり、否定的な要素には、自殺未遂患者を受け入れがたく積極的に関わろうとすることができない【抵抗感】、患者に対する憤りと患者の自殺行動に対して不信感や困惑を抱く【自殺行動の否定】、精神的な問題を抱える自殺未遂患者を救命救急センターで看護する困難を感じる【精神的ケアの限界】があった（【　】はカテゴリ。以下同様）。

2. 態度傾向の分類　3分類から4分類へ

　これらの態度の構成要素の有無と程度によって、態度傾向の型をとらえた。初期の研究結果からは『接近的態度』『回避的態度』『両価的態度』の3つのタイプが認められたが、より簡便かつ信頼性・妥当性の検証を経た態度の測定用具 NASSA（第3章）を用いた調査結果の分析から導かれたのは、『接近的態度』『中立的態度』『回避的態度』の3分類であった（第4章）。

　総合的に考えると、救命救急センターの看護師の自殺未遂患者に対する態度傾向には『接近的態度』『回避的態度』『両価的態度』『中立的態度』の4つを認めたことになる。表6-1 にそれをまとめた。

　『両価的態度』と『中立的態度』の違いは、構成要素の程度の違いである。すなわち、『両価的態度』のほうは肯定、否定どちらの要素も強いままの状態なので「葛藤」が生じていると推測されるのに対して、『中立的態度』では各要素に対する程度は「どちらとも言えない」という回答が多いのである。肯定とも否定とも一概には答えられないということであろう。それは葛藤を感じているのとは違う。一見、曖昧な態度のようであるが、葛藤を経た先の認識として「どちらにも偏らない」ことが賢明であることを学んだ結果の態度表明なのかもしれない。

　第4章で回答得点のクラスター分析の結果において『両価的態度』を見いだせなかったのは、対象者の背景をみると看護経験3年未満が最も少なかった（8.8%）こと、さらには、10年以上の経験者の割合が最も多く（51.2%）、救命救急センター経験年数だけみても5年以上が最も多くを占めていた（34.4%）ことによると考えられる。

表 6-1　三次救急医療に従事する看護師に認められた 4 つの態度傾向

接近的態度	態度の構成要素のうち肯定的な要素のみがある、あるいは、否定的な要素よりも肯定的な要素の程度が大きく、自殺未遂患者に対して積極的に関わろうとする態度
回避的態度	態度の構成要素のうち否定的な要素のみがある、あるいは、肯定的な要素よりも否定的な要素の程度が大きく、自殺未遂患者に対して積極的に関われない態度
両価的態度	肯定的な要素と否定的な要素の両方があり、どちらも大きく、葛藤がある態度
中立的態度	肯定的な要素と否定的な要素の両方があるが、程度は大きくなく、どちらにも偏っていない態度

3. 態度の変容過程

　これらの態度傾向は、救命救急センターで経験を積むことによって変化していく。第5章でその変容過程について考察した。

　図6-1は、看護経験と態度の肯定的要素・否定的要素の有無と程度に注目して、看護師の自殺未遂患者に対する態度の変容過程を示したものである。ただし、これはあくまで筆者が考えた典型例としての提示である。このプロセスが一般的な理論モデルとして妥当かどうかについては、今後の検証を待ちたい。以下、同図を参照しながらお読みいただきたい。

1)『接近的態度』の形成

　救命救急センターで働き始めて間もない頃（看護経験年数が3年未満を想定した）は、『接近的態度』を形成している。看護師は自殺未遂患者に対しても、基礎教育で教えられた看護師の役割を全うしようとする。看護教育の中では患者に対して共感的な態度で接することの大切さを幾度となく教えられているのである。

　例えば、救命救急センターの経験2年9か月の研究参加者D（例示する研究

第 6 章　総合考察

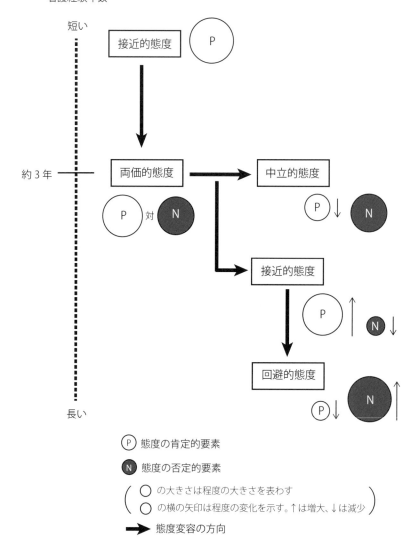

図 6-1　看護経験年数からみた自殺未遂患者に対する看護師の態度変容の過程

参加者はいずれも第5章の具体例として既述。以下同）は『（自殺を試みた）精神疾患の患者さんの「痛い」は他に何か違う痛みの原因があったり、不安で痛いとかもあるので。ですから、(表面的な言葉を) 鵜呑みにしないようにと』と語っている。ここにみられるのは、明らかに自殺企図の背景にある思いを理解しようとする『接近的態度』である。

2）自殺未遂患者の理解と精神看護のむずかしさ

　否定的な態度の構成要素は現われてこない彼らであっても、自殺未遂患者の看護について葛藤を抱くことがある。看護師の使命は患者の生命を守ることであるが、自ら命を絶とうとした患者の気持ちに反して、患者の命を助けてよいのだろうかと疑問を抱くのである。第1章での【心情の理解】の中には、「患者が死にたいのであれば、そのまま死なせてあげたい」「死にたくなるほど辛い日々であったのなら、患者の死にたい気持ちは理解できる」という思いも含まれている。救命に対する葛藤は、例えば経験1年2か月の研究参加者Eは『自殺するというのもある意味、その患者さんの意思なのかなというふうに思うこともあります。あとでわかることですけれども、その自殺に至るまでの経緯というのを家族さんとか周りの方から聞いたときに、…中略…助けてよかったのかなというところも、やはりあります。かといって自殺を勧めるわけではないですけれども』と語っている。

　また、自殺未遂患者との関わりには特別なむずかしさが伴う。例えば、経験1年の研究参加者Jの『仕事がしんどくなって、飛び降りを決意されたというところまで本人（自殺未遂患者）の口から聞くことができたのですけれども、そこからは会話にならなかったというか、次、なんて声掛けをしていいかがわからなくなって、すぐそこから違う患者さんのところに行った。その場から離れたような感じです』や、経験2年の研究参加者Kの『「何で死ねなかったんやろう」と言われて困ったことはあります。「どうやったら死ねる？看護婦さん」みたいなことを聞かれて、こんなことを言う子（自殺未遂患者）がいるのだなと思って、困ったことはあります。私はまだ経験も浅いですし、それを肯定してもいいのか、否定してもいいのかわからなくて』は精神的な援助の困難感を表わしている。

　そうした困難を伴う経験を繰り返すなかで、精神面での関わりができないことに対するもどかしさを感じるようにもなる。Kは『結局、精神科に任せ

るみたいなのがあって、救急では難しいかもしれないですけれども、何か足りていないような気はします』と語っていた。

　葛藤や困難に対しては、気持ちを切り替えたり、同僚からのサポートを得たりするなどの工夫をして、看護師は自殺未遂患者に対して『接近的態度』を維持しようとするのである。

3）『両価的態度』の形成

　医療の領域では、治療者が専門知識に基づき、患者にとって最善と考えられる治療の方向性を示す。この時、患者の希望や意思が、専門家が考える方向性と異なっている場合は、専門家は説明を尽くして、患者の同意を得ようとする。最終的に患者の同意を得たとしても、先にあったのは治療者の意思であることを否定できない。自らの利益に関する最善の判断者は本人自身であるので、患者自身に判断能力・意思決定能力があるならば、医療の領域でも本人の希望や意思を最優先すべきであるとする考え方もある（西澤，2005）が、自殺者の場合、精神疾患の有病率が高いことを踏まえると、判断能力・意思決定能力になんらかの問題があったと考えられるので、看護師は自殺未遂患者を救命することに疑問を抱くことは少ないであろう。ただし、自殺を試みた時点の患者の判断能力・意思決定能力に問題があったと言えるか否かについては、厳密には確かめようがない。もちろん、精神疾患に罹患していない自殺者もいる。本人の判断能力・意思決定能力に問題がないとしたら、自殺未遂者を救命することは本人の意思に抗うことになってしまう。死に対する考え方や価値観も様々である。

　これらの議論は、尊厳死や自己決定権などに通じる難解な問題であり、経験の浅い看護師が抱えるには大きすぎるテーマであろう。彼らにとってそれが心理的な負担になることは想像に難くない。実際に、第4章のデータから、救命救急センターでの経験年数が3年未満の看護師の精神健康度が不良であることをみてとれる（1年未満の看護師のGHQ合計の中央値は11.0、1～3年未満の看護師のGHQ合計の中央値は10.0であった）。そして、葛藤や困難を抱えながら自殺未遂患者に関わり続けることによる精神的疲労は徐々に蓄積されていくものと考えられる。

　経験年数が約3年以上になると、否定的な態度の構成要素が現われてくる。

救命救急センターの経験年数が長い者は、なぜ患者に対する否定的な気持ちが大きくなるのであろうか。

　突然の事故や病気によって搬送された患者が、懸命な治療や看護を行なっても命を救うことができなかった事例を数多く経験しているという事情が1つの理由になるであろう。このような患者と自殺未遂患者とを比較してしまうと、自らの生命を軽んじたようにみえる自殺未遂患者に対して否定的な感情がわいてくる。

　経験年数の長い看護師から【不信と否定】の言葉が多く聞かれた。例えば、経験9年半の研究参加者Gは「気持ちが冷める」という言葉を使った。経験13年のFは「なんで助けたの？」などと言う自殺未遂患者に腹立ちを隠さなかった。

　看護師の中に生じた否定的な要素が大きくなり、接近的な要素との間に葛藤が生じる。これが『両価的態度』の形成である。

4）『中立的態度』の形成

　自殺未遂患者に対する否定的な態度は、社会が要請する看護師像、あるいは看護教育の中で学んだ看護師像とはかけ離れているため、看護師は自分が否定的な態度傾向にあることに対して心穏やかではいられない。そのため、葛藤や困難への対処として前述したように、気持ちを切り替えたり、同僚からのサポートを得たりするなどの工夫をするのであるが、それとはまったく異なる対処法があるということがわかった。それは、患者への肯定的な関心を減じることである。

　これが『接近的態度』ではないのは言うまでもないが、さりとて『回避的態度』とも言えない。なぜなら、なぜそうするのかと言えば、患者との関わりを避けたいからではなく、むしろ看護師として自殺未遂患者と関わり続けるためにそうするという意味合いが強いように思われるからである。

　第4章の調査結果から導かれた『中立的態度』は、このような状態を表わしていると考えられる。『接近的態度』を続けることに無理を感じても、看護師として『回避的態度』に傾くことは避けたいと思うがゆえに、そうした態度を選ぶのである。『中立的態度』は、患者の将来への懸念や患者を取り巻く環境への関心を表わす【行く末への気がかり】と、患者の生命を守るこ

とへの関心と危機介入を表わす【危機への関わり】の因子得点が『接近的態度』よりも低い。しかし、それによって、患者に巻き込まれることが少なく、患者に対する否定的な要素がさらに大きくなることはないので、自殺未遂患者と関わり続けることができる。そう考えると、態度の肯定的な要素を減じて、否定的な要素との間のバランスを保ちながら、自殺未遂患者と関わろうとする『中立的態度』というあり方が筆者にもよく理解できる。『中立的態度』の看護師は、他者に巻き込まれる共感の型（共有型）が少なかったという結果もその解釈を支持するものである。

　また、『中立的態度』は救命救急センターの経験年数が長い者が調査対象の多数を占めた研究によって見いだされたことにも納得がいく。経験年数の長い者は、短い者と比較すると、自殺未遂患者に対する否定的な態度の構成要素である【自殺行動の否定】と、自殺未遂患者に対する危機介入への関心を表わす【危機への関わり】の得点が大きいという結果も、大きくなった否定的な態度の構成要素に対して、看護専門職の役割である危機介入への意識を高めることによって対処していると解釈できよう。

5）精神健康度への影響

　『両価的態度』を形成した看護師が、否定的な態度の構成要素を弱めるか、肯定的な態度の構成要素を強めることができた場合は、『両価的態度』は『接近的態度』へと変化する。しかし、注意しなくてはならないのは、看護師が、社会が要請する看護師像、あるいは看護教育の中で学んだ看護師像に、無理やりに近づこうとする場合である。

　研究参加者Fは、若い看護師は患者に対してネガティブな気持ちを抱いてはいけないと思い、それ排除しようとしてしまうことの危険を語っている。F自身、患者に対してネガティブな気持ちを抱くことがあったが、それを"よくないこと"ととらえて、他の看護師に自分の気持ちを話すことができなかったという経験があったという。このように、自分自身の気持ちを否定して、自殺未遂患者に対して『接近的態度』を形成しようとすることは、精神的な疲弊をもたらす。事実、『接近的態度』の看護師は精神健康度が不良であり、共感の型では個別性の認識が低く共有経験を自己に引きつけてしまう共有型、つまり患者に巻き込まれてしまっている者が多かった。看護師が無理を

して否定的な態度の構成要素を弱める、あるいは肯定的な態度の構成要素を強める試みを通して『接近的態度』を維持しようとすることは、精神健康という観点からは決して勧められることではないのである。

『回避的態度』は、自らの精神健康を悪化させないための防衛的対処の側面をもっていると考えられる。このことは、『回避的態度』の看護師の精神健康度は『接近的態度』の看護師よりもよかったという調査結果によっても支持される。共感の型では、他者との共有体験は得られにくく、対人世界への信頼感が低い不全型が多いという結果は、看護師として決して望ましいあり方ではないが、自殺未遂患者と必要以上に関わらず、気持ちに寄り添おうとしなければ、否定的な要素が大きくなることを防げるということは認めなければならない。

研究参加者 K は、自殺未遂患者の治療・看護にあたる場合は、他の患者の時と違った雰囲気があり、"「はい、はい、はい」みたいな流れ"があると述べていた。この場合、紋切り型の機械的な対応をしていることは自覚の上であって、感情をしりぞけた機械的な対応によって精神的に疲弊しないようにしているのである。それは、関わりが最悪に陥ることを防ぐための対処であるとも考えられる。

Ⅱ. 理想的な態度の追求

以上、看護師の自殺未遂患者に対する4つの態度の傾向について述べてきた。これらの態度のうちどれが、自殺未遂患者と看護師の双方にとって有益であるかを考えると、『中立的態度』が望ましいように思われる。

『接近的態度』は、自殺未遂患者にとっては援助的ではあっても、看護師が精神的に疲弊してしまい、関わりを続けていくことがむずかしくなる可能性がある。

『回避的態度』は、看護師の精神健康度を悪化させないという点では有益であるが、自殺未遂患者の再企図のリスクを高める可能性がある。

『両価的態度』では、現に看護師は葛藤していて不安定である。精神的に疲弊し、そのまま関わりを続けていくことはむずかしい。

しかし、これは4つの態度を比較した相対的な評価にすぎない。『中立的

態度』が極めて優れているかと言うと、そうは言い切れない。『中立的態度』では、共感性において、共有型（個別性の認識は低く、共有体験を自己に引きつけてしまう）が少なかった。これは他者に巻き込まれないという意味では評価できるのであるが、最も共感性が高いとされる両向型が多いわけではない（態度傾向によるによる差は認められなかった）。つまり、『中立的態度』の看護師の共感性が、『接近的態度』や『回避的態度』の看護師よりも高いとは言えないのである。また、GHQの下位尺度（身体的症状、希死念慮うつ傾向）では、『中立的態度』が『接近的態度』よりも精神健康度がよいという結果であったが、GHQ合計の中央値は9.0で、『中立的態度』の看護師も非健常群と見なされた（健常群は7.0未満）。GHQ合計は態度傾向による差は認められず、いずれも非健常群である。つまり、『中立的態度』の看護師の精神健康度が際立って高いというわけでもないのである。

　こうしたことを考えると、自殺未遂患者にとっても、また看護師にとっても有益である看護師の自殺未遂患者に対する態度として望ましい姿は、これとは別に求める必要がある。では、いったいどのような態度が看護師としての理想なのであろうか。

1.『自己受容・吟味的態度』

　1つの可能性として考えられるのは、自殺未遂患者に対する態度の否定的な要素をそのまま抱えられ、さらにそれを吟味できるような態度である。それをここでは『自己受容・吟味的態度』と名付けておく。

　研究参加者Fは、「何で助けたの？」と話す自殺未遂患者に対する腹立たしさがあり葛藤を感じた経験を語る一方で、そのようなネガティブな気持ちを抱いた自分を否定しないで認めることの必要性を述べていた。自らの中に生じた否定的な態度の構成要素も、ありのままに受けとめることができれば、すなわち、肯定的な態度の構成要素と同様に自分の中にあってもよいと考えることができれば、葛藤が生じないので、自殺未遂患者と関わりの中で看護師の精神的な疲労が強まることはないであろう。そうした自己受容ができた上で、否定的な態度の構成要素を抱いている自分に関心を向け、自分の態度を吟味することを怠らない。そうした態度が看護師を成長させ、自殺未遂患者に対する新しいアプローチを生むことにもつながるのではないだろうか。

筆者は、その実例を研究参加者Fにみた。Fは自殺未遂患者に対する関わり方がわからない自分に関心を向け、自殺に至る心理について学習することを通して、自殺未遂患者に対する見方が広がっていく経験を語っていた。

一連の研究の中で、否定的な態度の構成要素を受容することを表わすデータは、研究参加者Fの語りのみであった。多くの看護師は、Fのように自分をみつめ態度の否定的な要素を抱えていることを受容するのがむずかしいようである。このむずかしさはどこに由来するのだろうか。

2. 自己一致　態度の否定的要素への対処と看護

1つには、看護師が感情的になることを禁じ、感情を抑制することを求める感情規則（武井, 2001）にあると考えられる。このような感情規則にとらわれた看護師は、自分自身の感情や考えに沿って行動するよりも、看護師としての感情規則に相応しい振る舞いをしようとする。そのため、自分の感情や考えが患者に対して否定的なものであった場合には、それを受け入れることがむずかしいのであろう。

心理臨床のセラピストは、自分自身に対しても、被援助者に対しても、同等に注意を向ける。Rogers（1957）は、人間の成長を促進する風土を構成する中核の3つの条件として、自己一致、受容、共感的理解を挙げている。自己一致とは、セラピストが、その瞬間に流れている感情や態度に開かれていることを意味する。つまり、セラピストが自分自身の感情や態度に関心を向け、それらに対してありのままであることが、クライエントにとって援助となると考えているのである。

例えば、エンカウンターグループのファシリテーター体験において、Verhest（1995）は、自分自身の内面に流れる気持ちや思考や体験に引きこもったときに初めて、メンバーの開放を呼び起こす応答が現われてきたことを語っている。中田（2005）は、否定的な内容の自己開示がかえってメンバーの問題意識性（自分の問題意識を周囲の人とのやりとりや経験などと有機的に相互作用させてとらえていること）を高めたことを報告している。その点、看護の分野では、患者に対する態度の否定的な要素を自覚した看護師がどう対処すべきかについては十分に議論されてこなかった。しかし、心理臨床のセラピストの場合と同様に、看護師が感情規則にとらわれず、自己一致を失

わない対処を図ることこそ、患者理解と看護実践の質を高めることにつながるのではないかと考える。

　もちろん、ただ否定的な態度を自己受容するだけでは『回避的態度』そのものから出ることはない。しかし、「看護師は患者に対しては怒ってはいけない」と自分自身の感情抑制を求める感情規則の遵守を求めることが、三次救急医療の場での自殺未遂患者への看護においては何の役にも立たないことは明らかである。研究参加者Fにみられるような『自己受容・吟味的態度』を経て、少なくとも『中立的態度』を保持することが、現時点で目指すべき実際的な態度である。そして将来的には、看護師が精神的に疲弊することなく、『接近的態度』を保持できるための支援が課題であるとも考える。

Ⅲ．看護師に対する心理的支援

　救命救急センターで自殺未遂患者と関わる看護師に必要な心理的支援として、優先されるのは精神健康度を高める支援であろう。

　GHQ合計で看護師の6割以上が非健常群と判定され、一般的疾患傾向は6割以上、身体的症状、睡眠障害、社会的活動障害、不安と気分変調は5割以上、希死念慮うつ傾向は2割以上の看護師に症状がみられた。看護師自身が精神的に不健康な状態のままでは、精神的な看護に力を発揮することも、自分に関心を向け自己受容することもむずかしいであろう。

　まず、緊張を緩和し、心に余裕を持てるようになることが必要がある。

　近藤ら（2010）は、看護師を対象として、困難な状況にあっても適応できる能力（レジリエンス；resilience）の理解と向上を志向したグループ活動（ファシリテーターは臨床心理士が務めた）について報告している。自殺に遭遇することの多い看護師に対する支援的介入として、このようなグループは有意義であると思われる。また、リラクセーション技法等を指導することも有用であろう。音楽を流しながらアロマセラピーマッサージをする（Cookeら, 2007）といったことなら、交替勤務のために時間的余裕の少ない看護師にも比較的手軽に行なえる。

　次に、自殺について学習する機会が提供されるべきである。

　自殺に関連した知識を提供したり、自殺未遂患者に対する具体的な関わり

III. 看護師に対する心理的支援

方を示したりするのである。第5章で面接に応じてくれた看護師11人について言えば、自殺について研修会等で学んだ経験は皆無であった。そして、自殺未遂患者と関わる際の困難については、彼らの過半数が言及していた。専門職として自殺未遂患者の看護に携わるのである。素人考えに任されるのでなく、自殺について深く学習する必要があると考えるのは当然であろう。

　学ぶ機会の重要性については、先行研究においても示されている。McCannら（2006）は、自殺に関する学習経験をもつ看護師の方が経験のない看護師よりも自殺未遂患者の心情について理解を示していたことを報告している。McCarthy & Gijbels（2010）は、看護師の学歴と自殺未遂患者に対する態度とには関連があり、大学卒業者や大学院修了者の態度がより肯定的であったこと、自殺に関する学習経験を有する看護師の方がそうでない者よりも肯定的である傾向がみられたことを報告している。

　看護師が自殺に関して学習するための具体的な介入として、Holdsworthら（2001）は、自殺のリスク評価、臨床判断を助けるリスクアセスメントツール、自殺行動に対する自らの反応から生じた問題の振り返りなどを学習内容とした半日のワークショップを計5回行なった。その結果、自殺未遂患者の看護に対する看護師の自信、能力が高まり、不安、怒り、無力感が軽減したと報告している。Chanら（2008）は、Holdsworthら（2001）を参考にして、内省的な議論、講義、ロールプレイ、ケーススタディなどの方法を用いた計18時間の教育的介入を行なった。その結果、自殺念慮のある患者に対する看護師の態度、自信、専門的技術が改善したとのことである。我が国においても、このような取り組みが待たれる。

　3つ目として、看護師が自分自身の感情や考えに焦点を当てられるようになるための支援が重要である。

　救命救急センターでは、自殺未遂患者は身体的に回復すれば転院となる場合が多く、看護師は患者の回復の全過程を見届けることができず、援助の達成感を得にくい状況がある。それに加えて、救命救急センターの看護師は、自殺未遂患者との関わりの際に、精神的援助に対するむずかしさとはがゆさ、戸惑いと迷いを抱きながらも懸命に看護しているが、自殺企図が繰り返されるケースに数多く直面している。このような状況では、看護師が怒り、情けなさ、無力感を抱いてしまうのも、いたしかたなかろう。しかし、それによ

って看護師の職業的アイデンティティが揺らぐことは重大な問題である。看護師が怒りや情けなさ、無力感への対処として自殺未遂患者との関わりを回避するのではなく、それらの感情を受け入れ、冷静に吟味することができるように支援することが必要であろう。

具体的な支援としては、個人に対する介入とグループに対する介入が考えられる。個人に対する介入としては、関谷・湯川(2009)は、仕事の終了後にその日の仕事を振り返り、感情をそのまま表現できなかった場面、その時に感じていたことを用紙に記入するといった筆記開示によって、感情的不協和が低減することを報告している。広瀬(2011)は、看護師は自分の経験を語る場をほとんど持っておらず、語られることのない物語は意味を付与される機会を失い、物語とともに自分の感情も抑圧されたままになると述べ、事例検討の重要性を指摘している。

グループに対する介入としては、五味ら(2007)が、看護師が患者の死に関する体験について自由に語り合うグループに参加し、自らの経験を想起し考えや感情を語ることで、その時に患者の死と向き合いながら自分に何が起きていたのかを整理できること、他の参加者の語りを聞くことによって自分の経験の意味づけに疑問を持ったり変化が生じたりすること、それまで知らなかった看護の方法を知ること、安心感や意欲が得られることを示している。寶田(2009)は、薬物依存症看護において、看護師が限界や無力に気づき葛藤する中で、患者のよい変化をみようとしたり、コミュニケーションを大切にしようとしたりするといった関わりの質的変化が生じることを示している。安心できる環境の中で、看護師が自殺未遂患者に対する看護の経験について振り返ったり、あるいは他者に経験を語ったり、他の看護師の経験を聞いたりすることは、看護師が自らの態度(感情、思考、行動傾向)について内省を深める機会となるであろう。

●文献

1) Chan, S.W., Chien, W.T., Tso, S. (2008) : The qualitative evaluation of a suicide prevention and management programme by general nurses, Journal of Clinical Nursing, 17(21),2884-2894.
2) Cooke, M., Holzhauser, K., Jones, M. et al. (2007) : The effect of aromatherapy massage with music on the stress and anxiety levels of

emergency nurses; Comparison between summer and winter, Journal of Clinical Nursing, 16(9),1695-1703.
3）五味己寿枝, 倉橋裕美, 林由香, 他（2007）：看護師のためのグループ体験；患者の死についての語り, 諏訪赤十字医学雑誌, 2, 29-34.
4）広瀬寛子（2011）：悲嘆とグリーフケア, 医学書院, 東京.
5) Holdsworth, N., Belshaw, D. & Murray, S.(2001): Developing A&E nursing responses to people who deliberately self-harm; The provision and evaluation of a series of reflective workshops, Journal of Psychiatric and Mental Health Nursing, 8(5),449-458.
6）近藤久美子, 加治直美, 山中美佐子, 他（2010）：心理的アプローチを用いた看護師へのレジリエンス研究, 茨城県立医療大学付属病院研究誌, 13, 25-31.
7) McCann, T., Clark, E., McConnachie, S., Harvey, I.(2006): Accident and emergency nurses' attitudes towards patients who self-harm, Accident and Emergency Nursing, 14(1),4-10.
8) McCarthy, L. & Gijbels, H.(2010): An examination of emergency department nurses' attitudes towards deliberate self-harm in an Irish teaching hospital, International emergency nursing, 18(1),29-35.
9）中田行重（2005）：問題意識性を目標とするファシリテーション, 関西大学出版部, 吹田市.
10）西澤正豊（2005）：尊厳死と自己決定権, 難病と在宅ケア, 11 (5), 20-24.
11) Rogers, C.R.(1957): The necessary and sufficient conditions of therapeutic personality change, Journal of Consulting Psychology, 21(2),95-103.
12）関谷大輝, 湯川進太郎（2009）：対人援助職者の感情労働における感情的不協和経験の筆記開示, 心理学研究, 80(4), 295-303.
13）寶田穂（2009）：薬物依存症者への看護における無力感の意味；看護師の語りより, 日本精神保健看護学会誌, 18(1), 10-19.
14）武井麻子（2001）：感情と看護；人とのかかわりを職業とすることの意味, 医学書院, 東京.
15) Verhest, P.(1995)：エンカウンターグループにおける三次元の共感的応答（池見陽訳）, 人間性心理学研究, 13(2), 286-293.

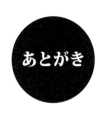

あとがき

　本書は学位論文の一部を修正して、まとめなおしたものです。序論でも述べましたが、一連の研究の契機となったのは、救命救急センターにおける看護師としての臨床経験です。自殺未遂患者に対して自分の気持ちをコントロールして適切に関わることができなかったという私自身の苦い経験であり、患者さんに対する申し訳なさや後悔、自責の念を伴うものでした。自殺未遂患者に対する態度を主題に定めた当初は、そのような気持ちを楽にしたいという個人的な動機が大きかったように思います。しかし、研究を進めていくにつれ、自殺未遂患者に対する回避的態度の形成という現象は、決して私だけではなく、現場で体験している看護師であれば誰にでも少なからずみられること、そして、とくに救命救急センターの使命を内在させている看護師には、自殺未遂患者との関わりに困難を伴うことがわかってきました。それがわかってからは、看護師が自分を責め、働き続けることがむずかしくなってしまうことがないように、看護の実践に役立つような知見を示していきたい、との思いが強まりました。

　一方で、研究結果の発表に際しては、救命救急センターの看護師の現状を批判するような印象を与えやしないだろうかという危惧もぬぐえませんでした。態度変容の全容がわからない中での各論文の考察では、回避的態度も中立的態度も、自殺未遂患者と関わり続けるための方略であることを十分に理解できず、表現に配慮が足らない点があったかもしれません。

　本研究によって、救命救急センターの看護師の自殺未遂患者に対する態度のありようと変容過程を明らかにする道筋を示すことができたと思います。また、自殺未遂患者と関わり続けている救命救急センターの看護師の実態は、看護師をサポートする仕組みをつくる必要性を示唆するものと考えます。

　救命救急センターに搬送される自殺企図患者は意識障害を来している場合が多く、意識状態が改善した時に初めて、命が救われたことに気づきます。

あとがき

その時に看護師が肯定的な態度で関わることは、とても重要な意味をもちます。患者にとって、自分が生きていることを受け入れられた体験となるからです。その体験は再自殺を防ぐことに寄与するのではないでしょうか。

書き終えたいま、改めて、救命救急センターにおける自殺未遂患者への看護は自殺予防の要諦なのだと思います。本書がそれに貢献できることを願っています。

最後に、質問紙調査や面接調査にご協力いただいた看護師の皆様と、本書の問いを抱くに至った救命救急センター在職中にお世話になった看護師をはじめとするスタッフの皆様に、改めて感謝申し上げます。

問いを探求するにあたってご指導いただいた多くの先生方にも、この場を借りて御礼申し上げます。とりわけ、関西大学臨床心理専門職大学院教授中田行重先生には、学士課程、博士課程と長きにわたりご指導とご支援を賜りました。心理学と看護学のどちらを拠にするかで迷っていた私は、演習などで先生のお考えにふれるにつれ、対象者にとって役立つように尽力することを中心に据えれば、何処に立つかはさしたる問題ではない、というふうに感じられるようになりました。実践・教育・研究を行なっていく上で礎となる心構えをお教えいただきました。深く感謝申し上げます。

出版にあたっては、すぴか書房の宇津木利征さんに読者の視点で様々なご指摘をいただきました。それらを踏まえて再考することによって、読みやすい構成と文章になりました。ありがとうございました。

家族にも感謝の気持ちを伝えたいと思います。研究を続けられたのは家族の支えがあったからです。また、家族と過ごす時間のなかで私自身の生活体験が豊かになることが研究結果の見方に広がりをもたらしてくれました。

本書が、救急医療の現場で自殺未遂患者と関わっておられる看護師の皆様に読まれ、忌憚のないご意見を賜ることができれば幸甚です。

2016 年 10 月

瓜﨑 貴雄

著者紹介
瓜﨑貴雄（うりざきたかお）：大阪医科大学看護学部看護学科／大阪医科大学大学院看護学研究科講師

1975年島根県生まれ。看護師。保健師。2001～2005年 大阪府立千里救命救急センター勤務。2009年 大阪府立大学大学院看護学研究科看護学専攻博士前期課程修了、修士（看護学）。2009～2010年 医療法人稲門会いわくら病院勤務。2014年 関西大学大学院博士課程後期課程心理学研究科心理学専攻修了、博士（心理学）。2010年より 大阪医科大学看護学部看護学科。助教を経て現職。

2017年1月5日　初版第1刷発行

自殺未遂患者に対する看護師の態度とその変容
救命救急センターの看護師を対象とした質的・量的研究

著者　瓜﨑貴雄

編集及発行者　宇津木利征

発行所　有限会社すぴか書房

〒351-0114 埼玉県和光市本町2-6 レインボープラザ602
電話 048-464-8364　FAX 048-464-8336
http://www.spica-op.jp
郵便振替口座 00180-6-500068

印刷/製本　中央精版印刷

用紙　本文/コスモエアライト　見返し/NTラシャ｜きなり
　　　表紙/ジャガードGA｜スノーホワイト

＊本書の全部または一部を無断で複写複製することは、著作権法上での例外を除き禁じられています。複写を希望される場合は、必ずその都度事前に、発行者（所）に連絡して許諾を得てください。スキャニング、デジタル化は一切認められません。

© 2017　Printed in Japan
ISBN978-4-902630-26-8